Heilige Hildegard Heilfasten

Zum Buch

Dieses Buch entstand aus der Praxis heraus und ist auch für die Praxis geschrieben. Es soll für einen Faster ein Begleiter während einer Fastenkur, eines Fastenkurses oder auch eines ambulanten Fastens sein. Es gibt Ratschläge in bezug auf die richtigen Lebensmittel und Gewürze und Anleitungen für Meditationen und Übungen wie die Kreislaufmobilisierung, Leberwickel, Fußbad und Wechseldusche.

Zum Herausgeber

Peter Pukownik ist praktizierender Heilpraktiker und hat sich in seiner Naturheilpraxis auf die Hildegard-Medizin spezialisiert.

Heilige Hildegard Heilfasten

Gesundheit für
Körper und Seele

Herausgegeben von
Peter Pukownik

Econ & List Taschenbuch Verlag

Veröffentlicht im Econ & List Taschenbuch Verlag

Der Econ & List Taschenbuch Verlag
ist ein Unternehmen der Econ & List Verlagsgesellschaft

4. Auflage 1998

© 1992 by Weltbild Verlag GmbH, Augsburg/Pattloch Verlag

Umschlagkonzept: Büro Meyer & Schmidt, München – Jorge Schmidt
Umschlagrealisation: Petra Soeltzer, Düsseldorf
Titelabbildung: AKG, Berlin
Die Ratschläge in diesem Buch sind von Autor und Verlag sorgfältig
erwogen und geprüft; dennoch kann eine Garantie nicht über-
nommen werden. Eine Haftung des Autors bzw. des Verlags und
seiner Beauftragten für Personen-, Sach- und Vermögensschäden ist
ausgeschlossen.
Satz: HEVO GmbH, Dortmund
Druck und Bindearbeiten: Ebner Ulm
Printed in Germany
ISBN 3-612-20470-X

»Wir müssen auf die Stimme unserer Seele hören, wenn wir gesunden wollen!«

»Die Seele liebt in allen Dingen das diskrete Maß.

Wann auch immer der Körper des Menschen ohne Diskretion ißt und trinkt oder etwas anderes dieser Art verrichtet, werden die Kräfte der Seele verletzt.

In allen Dingen soll sich deshalb der Mensch selbst das rechte Maß auferlegen!«

Dieses Büchlein möchte ich Herrn Dr. med. Gottfried Hertzka, dem »Altmeister der Hildegard-Heilkunde« in Dankbarkeit widmen, durch dessen Buch »Das Wunder der Hildegard-Medizin« ich am Heiligen Abend 1978 plötzlich und unerwartet vom »Virus Hildegardii« infiziert wurde. Diese scheinbar »unheilbare Krankheit« ließ mich bis zum heutigen Tag nicht mehr los, und ich freue mich darüber, daß ich durch ihn gelernt habe, »hildegardisch« zu denken und dies auch in die Praxis umzusetzen.

Inhalt

Vorwort 11

Einführung in das Fasten 15
Wer sollte *nicht* fasten 19
Die Fasten-Altersgrenze 19
Die Körpersprache 20
Nur in Ausnahmefällen Saft 21
Wärmeerhaltung und Wärmezufuhr 23
Die Gemeinschaft 24
Fastengruppe 26
Kreislauf 27
Blutzucker-Schwankungen 27
Erwecken der Ur-Instinkte 28
Die Fastenkrise 30
Fasten und Meditation 32

Vorbereitungsinformationen zum Fasten 33
Die vorbereitenden Entlastungstage 33
Der Abführtag 34
Der Tagesablauf 35
Die Aufbautage 38

Das ambulante Fasten 41

INHALT

Das eintägige Fasten 42

Abnehmen mit System 44

Das Abführen oder Purgieren 47
   Die Ingwer-Ausleitungskekse 48
   Shiatsu-Punkt zur Darmanregung 51
   Die Darmgymnastik 53
   Flohsamen 56
   Einläufe mit Klistier und Irrigator 57
   Schlußbemerkungen zum Abführen 58

Flüssigkeitshaushalt des Körpers 60

Reaktionen des Körpers 67

Therapien und Übungen 75
   Dehnen – Strecken – Räkeln – Gähnen 75
   Schleimhaut-Regie nach Dr. Vogler 76
   Kalte Abwaschung bei Schlafstörungen 77
   Das Trockenbürsten am Morgen 78
   Der Leberwickel 78
   Das heiße Fußbad 79
   Die Wechseldusche 80

Lebensmittel und Gewürze 83
   Die Fastensuppe 83
   Dinkel 84
   Thiocyanat im Dinkel 94
   Galgant 97
   Bertram 101
   Quendel 103
   Fenchel 104
   Zimt 110

INHALT

Mutterkümmelpulver 110
Der Herzwein nach der heiligen Hildegard 112
»Habermus«-Frühstück 115
Salz 116
Sellerie 117
Apfel 118

Die Aufbaukost 120

Die Küchengifte 123

Der Einfluß des Mondes 126

Der Unterschied zwischen normalem Fasten und 133
Hildegard-Fasten . . . .

Reflexionen auf das Fasten 137

Hildegard von Bingen – 144
die große Frau des Mittelalters . . . .

Anamneseblatt 156

Quellennachweis 159

Stichwortregister 161

Vorwort

Dieses Büchlein entstand aus der Praxis heraus und ist auch für die Praxis geschrieben. Es soll für einen Faster ein (hoffentlich guter) Begleiter während einer Fastenkur, eines Fastenkurses oder auch eines ambulanten Fastens sein und alle Fragen, die dabei auftauchen, beantworten, ohne daß man noch andere Bücher zu Hilfe nehmen muß.

Es soll aber auch ein kleines Handbuch für Fastenleiter sein, damit sie wissen, wie eine solche Fastenkur durchzuführen ist, worauf man besonders achten sollte und wie die einzelnen Faster eventuell darauf reagieren können.

Es sollte aber niemand einen Fastenkurs leiten, der nicht selbst schon Fastenerfahrungen unter der Leitung anderer am eigenen Körper gemacht hat. Man wird als Leiter eines solchen Kurses mit so vielen Dingen konfrontiert, daß man ohne eigene Erfahrungen sehr schlecht gewisse Situationen beurteilen kann.

Das beliebteste Gesprächsthema während eines Fastenkurses ist – soweit gesprochen wird – das Essen und das Austauschen von Koch- und Backrezepten. Um diesem Umstand Rechnung zu tragen, sollte jeder Faster täglich etwa in dieser Richtung lesen, und zwar in dem vorliegenden oder einem ähnlichen Buch. Im Quellennach-

VORWORT

weis am Schluß des Buches findet jeder Interessierte einige Anregungen. Der Faster soll damit zur Hildegard-Küche hingeführt werden, speziell zur Aufbaukost, aber er soll auch dahingehend beeinflußt werden, daß er eventuell nach einem solchen Fastenkurs oder einer Fastenkur sein Leben etwas ändern möchte, weil er eben durch das Fasten gelernt hat, mehr in sich hineinzuhorchen und »*auf die Stimme seiner Seele zu hören*«. Er sollte dies nicht machen, um sich zusätzlich zu kasteien, sondern er sollte dabei das Thema »Essen und Trinken als Medikament im Sinne Hildegards« bis zum Ende seines Fastens schon etwas besser verstehen können.

Ich möchte dabei speziell die Basistherapie mit Lebensmitteln und Gewürzen ansprechen. Ich sage mit Absicht nicht »Nahrungsmittel« – das ist auch der »Hamburger« um die Ecke –, sondern »Lebensmittel«, also »Mittel zum Leben«. So ist dies in der ganzen Naturheilkunde zu verstehen. Viele große Persönlichkeiten der Naturheilkunde, ob Paracelsus, Pfarrer Kneipp oder in alter Zeit schon Hippokrates (460–377 v. Chr.) und viele andere mehr, haben immer wieder darauf hingewiesen, daß unser Essen unsere Arznei sei. Ganz ausgeprägt finden wir dies aber bei der heiligen Hildegard. Sie gibt sogar bei den Lebensmitteln und Gewürzen genau an, *wie* sie wirken, *wofür* sie wirken und ab und zu sogar, *welche Typen von Menschen* sie essen oder sie auch meiden sollten.

Hildegard schreibt dies auch bei den Gewürzen. Das Gewürz ist bei ihr als Medikament zur Verbesserung des schlechten Gesundheitszustandes bei Krankheiten bzw. zur Erhaltung des Wohlbefindens zu verstehen:

»*Wenn der Mensch ißt und trinkt, dann lenkt ein im Menschen angelegtes Leitungssystem den Geschmackstoff und den Feinstoff und den Duftstoff davon dem Gehirn zu und*

VORWORT

fördert seine Durchwärmung, indem er dessen Gefäßwärme auffüllt ... und auch Herz, Leber und Lunge saugen von diesem Geschmackstoff, Feinstoff und Duftstoff etwas in ihre Gefäßräume ein, so daß sie davon angefüllt und ernährt werden ...«

Dem Würzen der Speisen kommt also, wie wir sehen, bei der menschlichen Ernährung eine zentrale Bedeutung zu. Das hat die heilige Hildegard schon damals gesehen und festgehalten. Dadurch kommt auch dem »Hausfrauen-Beruf«, leider von vielen als abwertender Begriff gebraucht, eine zentrale Bedeutung zur Erhaltung der Volksgesundheit zu. Sie sollte in einem Atemzug mit dem »Hausarzt« genannt werden und sollte im Stellenwert sogar höher stehen, denn die Hausfrau sorgt sich ständig um die Gesundheit der Familie, der Hausarzt nur, wenn *Notfälle* eintreten.

Dieses Buch soll also eine Einführung in das Denken und den Geist Hildegards geben, damit man lernt, »hildegardisch« zu denken und zu handeln, das heißt weltoffen zu sein, so wie Hildegard zu ihrer Zeit eben war. Für mich heißt dies auch, daß man versuchen sollte, Hildegard in die heutige Zeit voll zu integrieren, ohne verleugnen zu müssen, daß wir eben Kinder der heutigen Zeit sind und auch andere Dinge – neben den hildegardischen – gelten lassen müssen.

Das sollte auch heißen, daß man versucht, Hildegard-Heilkunde harmonisch mit anderen naturheilkundlichen und – wenn es notwendig sein sollte – auch mit schulmedizinischen Therapien zu verbinden. Ich sehe darin keinen Widerspruch, und so ist dieses Buch auch zu verstehen. Ich war immer und bin immer noch der Meinung, daß man mehr das Verbindende und nie das

VORWORT

Trennende suchen sollte. Auch dies ist der Zweck dieses Buches.

In diesem Sinne wünsche ich jedem Leser ein gutes Hildegard-Studium und viel Erfolg damit – speziell hier natürlich beim Fasten –, damit jeder dadurch lernen möge, wieder *»auf die Stimme seiner Seele zu hören«* und dadurch *»sein ureigenes, diskretes Maß«* zu finden.

Einführung in das Fasten

Seit Urzeiten haben die Menschen gefastet, um sich damit körperlich und geistig zu reinigen. Alle großen Religionsstifter der Welt, ob Buddha, Christus oder Mohammed, haben sich irgendwann einmal in die Wüste zurückgezogen, gefastet und dabei Erleuchtung erlebt.

Galen sagte: *»Fasten reinigt den ganzen Körper«*, und Seneca meinte: *»Man muß zuzeiten etwas für die Seele tun und ihr hin und wieder etwas Ruhe gönnen.«* Genau dies tun wir, wenn wir fasten und uns dabei auch auf die inneren Werte der Seele konzentrieren. Dies kann man am besten mit einer Kombination von Fasten und Meditation erreichen.

Eine Fastenkur ist die diätetisch strengste, aber auch mit Abstand wirksamste Maßnahme zur Ausheilung, oder zumindest einer weitgehenden Beeinflussung zum Besseren, bei fast allen Krankheiten. Sie ist die »Kur aller Kuren«.

Die gesundheitsfördernde Wirkung des Heilfastens kommt daher, daß der Mensch etwa 30% seines gesamten Energieaufwandes allein mit der Verdauung verbraucht. Wird daher keine Nahrung aufgenommen, kann diese freigewordene Energie sehr sinnvoll anders genutzt werden, speziell zur Aktivierung der Selbsthei-

15

EINFÜHRUNG IN DAS FASTEN

lungskräfte im Körper. Jeder, der einmal gefastet hat, wird auch bestätigen, daß er, wenn er erst einmal die Hungerschwelle überwunden hat, sich sehr viel leichter fühlt und auch viel leistungsfähiger ist – jedenfalls eine Zeitlang.

Es kommt zu einer Regeneration des gesamten Körpers, aber auch die geistige Leistungsfähigkeit wird beflügelt und das seelische Befinden positiv beeinflußt – manche werden beinahe etwas »high«. Mit anderen Worten: Man bekommt ein ganz anderes und schöneres Lebensgefühl, das für die Bewältigung der täglichen Aufgaben extrem fördernd wirkt.

Im Fasten werden schädliche Stoffe ausgeschieden, der Körper wird entschlackt und somit von manchen Krankheiten befreit. Das Fasten baut überalterte Zellen ab und regt dadurch die Neubildung von jungen Zellen an. Dadurch kommt es zu einer regenerierenden Wirkung.

In den ersten 24 Stunden werden alle Glykogen-Reserven aus der Leber und der Muskulatur verbrannt, dann alle Eiweiß-Reserven aus dem Blut, aus dem Unterhautgewebe, den Basalmembranen, allen großen und kleinen Gefäßen, der Leber, der Bauchspeicheldrüse und aus dem Darm. Die dabei anfallenden sauren Stoffwechselprodukte werden über alle Ausscheidungsorgane – Haut und Schleimhaut, Darm, Nieren, Leber und Lunge – ausgeschieden, aber nur bei ausreichender Bewegung, entsprechender Darmentleerung und genügend Flüssigkeitszufuhr.

Das körperliche Fasten muß begleitet sein von einem »geistigen Fasten« oder besser gesagt: Das richtig verstandene Fasten ist immer auch ein geistiges Fasten. Deswegen wird das Fasten auch oft als Heilfasten bezeichnet, also »heil werden« durch »Fasten«, körperlich *und* geistig.

EINFÜHRUNG IN DAS FASTEN

Das Fasten darf nicht zu einer Lebensverneinung führen. Nicht die Angst vor dem Essen läßt uns fasten, sondern die Hoffnung, daß wir mit unserem Trieb zum übermäßigen Essen besser umgehen können. Das Fasten führt uns an unsere eigenen Grenzen und zeigt uns ganz deutlich, daß wir mit unserem Leib nicht nach Belieben verfahren können. Wir müssen akzeptieren, daß er auch gewisse Bedürfnisse hat, die erfüllt werden sollten, aber nicht *über*-erfüllt. Der Leib fordert sein Recht. Der Geist kann ihn nicht wie einen Sklaven behandeln. Er muß auf ihn hören und Rücksicht auf ihn nehmen.

Kinder und Tiere haben das Fasten als Urinstinkt zur Ausheilung in sich und verweigern jede Nahrungsaufnahme, wenn sie sich nicht gesund fühlen. Sie trinken aber in dieser Zeit meist sehr viel. Erst, wenn sie sich wieder wohler fühlen, nehmen sie auch wieder feste Nahrung auf.

Man nennt das Fasten auch eine »Operation ohne Messer« oder »das Messer des Internisten«, da bei dieser unblutigen »Operation« eben nur schlechtes Gewebe abgebaut wird und *keine* gesunden Zellen, wie bei einer richtigen Operation, verletzt werden.

Ich erkläre meinen Patienten auf ihre Fragen, die in einer Naturheilpraxis immer wieder gestellt werden, den Unterschied zwischen Naturheilkunde und der Schulmedizin in etwa so: »In der Schulmedizin wird meist nur der kranke Daumen des Herrn Meier behandelt, in der Naturheilpraxis wird aber der *ganze* Herr Meier *mit* seinem kranken Daumen behandelt!« Der ganze Herr Meier besteht eben *nicht* nur aus einem Körper, bei dem der Daumen verletzt ist, sondern er ist ein Mensch mit Körper, Seele und Geist, und diese Ganzheit sollte bei jeder Therapie angesprochen werden. Das finden wir bei der heiligen Hildegard in ganz besonderem Maße, und

EINFÜHRUNG IN DAS FASTEN

das ist auch ein Grund, weshalb man sich als naturheilkundlich denkender Mensch bei ihr so geborgen fühlt. Die heilige Hildegard von Bingen sieht im Fasten ein Universalmittel, um krankhafte Belastungen zu beseitigen und die jedem Menschen innewohnenden Heilkräfte der *Seele* freizusetzen und zu stabilisieren. Die alte Kirche nannte das Fasten »*Beten mit Leib und Seele*«, und im Judentum wurde das Fasten als eine Verstärkung des Gebets aufgefaßt, so, als ob man Gott damit sagen wollte, daß man das Gebet ernst meint.

Weil vieles in der modernen Medizin eben nur körperlich gesehen wird, gibt es heute so viele unerkannte psychosomatische Erkrankungen, und Kenner der Szene behaupten, daß fast alle Erkrankungen – man spricht von 95 bis 97% – psychisch bedingt sind, selbst die Unfälle, die täglich im Verkehr, am Arbeitsplatz oder im Haushalt geschehen.

Wenn wir nun durch ein Fasten *mit* der entsprechenden Betreuung, z. B. mit einem Kontemplations-Kurs kombiniert, diese Heilkräfte der Seele freisetzen bzw. dadurch seelische Blockaden lösen, erzielen wir eine viel bessere Wirkung, als wenn wir nur rein mechanisch fasten würden, ohne diese Betreuung und Führung.

Wir werden dabei lernen, »*auf die Stimme unserer Seele zu hören*«, wie die heilige Hildegard uns lehrt, also besser auf unsere Instinkte zu hören und uns auch von diesen leiten zu lassen.

Ein totales Fasten ist bestimmt nicht das »diskrete Maß«, die »discretio«, von der Hildegard immer wieder spricht. Das diskrete Maß ist maßvolles Essen und Trinken zur Gesunderhaltung des Körpers. Aber wir lernen durch das Fasten, unser eigenes diskretes Maß zu finden und nach dem Fastenkurs auch besser einzuhalten.

EINFÜHRUNG IN DAS FASTEN

Wer sollte nicht fasten

An Kursen oder Mini-Kuren sollten schwermütige Patienten nicht teilnehmen. Auch wer sich in psychotherapeutischer Behandlung befindet, sollte nicht fasten – oder zumindest nicht ohne besondere Betreuung. Ebensowenig sollten Menschen mit akuten Infektionskrankheiten, mit schweren organischen Erkrankungen, wie z. B. schwere Nieren- oder Leber-Zellschäden und schwere organische Herzerkrankungen, und Patienten mit bösartigen Geschwülsten, z. B. mit Krebs, oder auch TBC-Kranke nicht fasten.

Natürlich sollten auch Frauen während einer Schwangerschaft kein Heilfasten durchführen, weil sie dadurch eventuell ihr im Leib heranwachsendes Kind schädigen könnten. Dies sollte eigentlich selbstverständlich sein, wird hier aber der Vollständigkeit halber mit aufgeführt. Das Fasten während der Schwangerschaft bringt einen Mangel für Mutter und Kind mit sich. Der Organismus von Mutter und Kind ist durch die »anderen Umstände« sowieso schon massiv belastet.

Eine große Ausnahme sollte man dennoch zulassen: Wenn es zu gewissen Vergiftungserscheinungen kommen sollte, durch die das Kind auch gefährdet würde, könnte man unter strengster Kontrolle zur Entgiftung auch einmal etwas fasten, aber nicht zu lange.

Die Fasten-Altersgrenze

Die Altersgrenze für das Fasten sollte in etwa bei 70 Jahren liegen, wobei diese Grenze sehr flexibel ist, denn es kommt auf das sogenannte »biologische Alter« an, nicht auf das Alter, das im Ausweis steht. Oftmals sind Leute

EINFÜHRUNG IN DAS FASTEN

bei entsprechender Lebensweise mit 60 Jahren schon viel älter als andere mit 80 Jahren. Die älteste Teilnehmerin bei einem Fastenkurs, den ich abhielt, war 76 Jahre alt und hielt sich zum Teil besser als sehr viele jüngere Teilnehmer.

Die unterste Altersgrenze sollte man bei etwa 12 bis 14 Jahren ziehen und auch nur dann, wenn eine schwere Krankheit vorliegt oder vorlag und man den Körper erst einmal entgiften möchte, bevor man neu aufbauen kann. Grundprinzip sollte auch hier sein, daß das Fasten immer auf der Freiwilligkeit dieser jungen Leute basiert.

Die Körpersprache

Es ist in diesem Zusammenhang vielleicht auch ganz interessant, daß man, wenn man die Körpersprache etwas berücksichtigt, alle Faster in »gute Faster« und »nicht ganz so gute Faster« einteilen kann. Personen, die ein dickes Ohrläppchen haben, macht das Fasten weniger aus, sie haben nicht so starke Reaktionen und sind psychisch stabiler als Leute mit sehr dünnen Ohrläppchen. Wenn das Ohrläppchen angewachsen ist, sind die Personen nur dann »gute Faster«, wenn sie eine Rille vor dem Ohr haben. Die so erkennbaren »schlechten Faster« sollten in einem Kurs von vornherein etwas besser und intensiver vom Fastenleiter betreut werden.

Beim Fasten befolgen wir die Regeln, die die heilige Hildegard uns in ihren Schriften gegeben hat. Wir sollten danach 6 bis 10 Tage nichts Festes essen, sondern nur trinken, auch mindestens einmal täglich die Fastensuppe.

Es sollte unbedingt zu Beginn eines solchen Kurses oder einer kleinen Kur ein Tagesfahrplan oder sogar ein richtiger Stundenplan aufgestellt werden, der auch genau

EINFÜHRUNG IN DAS FASTEN

eingehalten werden soll. Dadurch weiß jeder, wann was zu machen ist, und es kommt auch kein »Langeweile-Hunger« auf.

Zwischen den einzelnen »Mahlzeiten« sollte immer viel getrunken werden, speziell natürlich Fencheltee, eventuell auch Dinkelkaffee. Die genaue Trinkmenge können Sie unter »Flüssigkeitshaushalt des Körpers« nachlesen.

Nur in Ausnahmefällen Saft

Gemüse- und Obstsäfte, die aber immer stark mit Mineralwasser oder, noch besser, mit abgekochtem Wasser verdünnt werden müssen, sollten nur im äußersten Notfall getrunken werden, da dies nicht ganz in den Plan des Hildegard-Fastens paßt. Wenn man Mineralwasser trinkt, dann sollte dies möglichst ein natriumarmes Wasser sein. Die heilige Hildegard meint, daß »rohes Wasser«, also ein nicht abgekochtes Wasser, nicht gut für den Menschen sei. Da mögen gewisse mittelalterliche Denkweisen mit hineinspielen, da damals das Wasser in den Orten sehr oft durch die Abwässer aus der Gosse verseucht war, deshalb auch das alte Volkslied: »Am Brunnen vor dem Tore.« Es wird jedoch jeder Mensch, der einmal krank war, bestätigen, daß ihm Tee immer besser bekommt als Mineralwasser, also auch abgekochtes Wasser besser als rohes.

Der äußerste Notfall ist der, wenn man eine Abwehr oder sogar einen Ekel vor Fencheltee oder/und der Fastensuppe verspürt. Wenn man sich entgegen dieser Abneigung die Sachen hineinnötigt, bringt es recht wenig. Außerdem ist Saft in der Regel »sauer«, und es wäre besser, wenn man beim Fasten mehr »Basisches« trinken

EINFÜHRUNG IN DAS FASTEN

würde, da die meisten Menschen sowieso übersäuert sind. Wenn man den Tee nicht vertragen kann oder wenn man eine Abneigung dagegen hat, wäre es besser, nur einfaches, abgekochtes Wasser zu trinken, wie es in der Ayurveda-Medizin üblich ist.

Wenn man aber schon Säfte trinkt, dann nie unverdünnte Säfte trinken! Bei unverdünnten Obst- oder Gemüsesäften bin ich immer etwas skeptisch, was die Menge anbelangt. Wenn man bedenkt, daß in einer Flasche Orangensaft z. B. der Saft von ein bis zwei Kilogramm Orangen ist und daß, wie ich es schon in der Praxis erlebt habe, jemand täglich vier Liter Orangensaft trinkt und, da dieser noch zu dünn ist, dazu übergeht, ein Orangensaft-Konzentrat zu trinken, bei dem sogar auf einen Liter Saft fünf Kilogramm Orangen kommen, dann sind dies pro Tag 20 Kilogramm Orangen. Ich frage Sie ehrlich: »Würden Sie es schaffen, an einem Tag 20 Kilogramm Orangen zu *essen*?« Die Antwort kann natürlich nur »NEIN!« lauten, und so sollten wir auch keinerlei Säfte pur trinken, sondern immer nur verdünnt. Wenn wir das Obst essen und nicht nur den Saft trinken, hat dies außerdem den Vorteil, daß dem Darm auch noch ausreichend Schlackenstoffe zugeführt werden und dadurch auch ein normales Sättigungsgefühl eintritt. Der Körper sagt uns dann genau, wann er nichts mehr haben möchte.

Die Folge dieser »Orangensaft-Konzentrat-Trinkkur« bei meinem Patienten war nämlich, daß er, der als Rheumatiker sowieso schon Schwierigkeiten mit allen Gelenken hatte, scheinbar durch diese konzentrierten Obstsäuren seine Gelenke tagelang fast gar nicht mehr bewegen konnte.

Man sollte aus dem Tagesfahrplan ersehen, daß man während des Fastens nicht nur ruhig sitzen und meditie-

EINFÜHRUNG IN DAS FASTEN

ren, sondern zwischendurch auch viel Bewegung haben sollte – wenn möglich, an der frischen Luft, da durch das Fasten der Kreislauf etwas absackt und durch die Bewegung dieser wieder kräftig angeregt wird.

Meditatives Tanzen wäre während eines solchen Fastenkurses sehr gut, da in idealer Weise die Gedanken und die körperliche Betätigung harmonisch miteinander verknüpft werden. Auch Malen ist während eines solchen Kurses gut. Man kann sich manche Spannung oder gar Aggression »von der Seele malen«.

Wärmeerhaltung und Wärmezufuhr

Durch das Absinken des Kreislaufs friert man natürlich leichter, und deshalb sollte man sich mit warmer Kleidung eindecken, wenn man solch eine Kur oder einen Kurs mitmacht. Auch die Wärmflasche zur Auflage auf die Leber nach den »Mahlzeiten« und, wenn nötig, nachts für die Füße, darf nicht vergessen werden.

Die warme oder sogar heiße Leberauflage nach den »Mahlzeiten« ist sehr wichtig. Da die Leber als die größte Drüse des menschlichen Körpers die große Entgiftung bei einer Fastenkur vornimmt, sollte man sie massiv unterstützen. Man nennt die Galle ja auch die »Kloake« der Leber, und wenn die Galle fließt, kann die Leber eben viel besser ihre Entgiftungsaufgabe erfüllen, als wenn in diesem Bereich ein Stau vorhanden ist. Deshalb ist in der Fastensuppe auch Galgant enthalten, und wem das noch nicht ganz reicht, der bekommt vom Fastenleiter zusätzlich Galgant-Tabletten, die entkrampfend auf den ganzen Magen-Darm-Trakt wirken und auch die Gallenblase und die Gallengänge entkrampfen und entstauen.

EINFÜHRUNG IN DAS FASTEN

Die Wärmflasche an den Füßen ist aus folgendem Grund notwendig: Da die Füße die herzfernsten Regionen des Körpers sind, kommt, wenn man sowieso schon friert, dort am wenigsten Wärme hin, und so helfen wir uns mit der Wärmflasche. Eventuell kann man noch auf das Bett eine warme Wolldecke legen. Beim Fasten ist man für jede Wärmeerhaltung und -zufuhr äußerst dankbar. Sie werden es erleben, wenn Sie sich auf das »Abenteuer Fasten« einlassen.

Die Gemeinschaft

Wichtig beim Fasten ist auch eine Gemeinschaft, eine Gruppe von Menschen, die – zumindest für diese paar Tage – dasselbe Ziel verfolgen. Wichtig ist also, daß man sich unter Gleichgesinnten befindet. Dadurch wird man psychisch gestärkt, und es macht einem alles weniger aus. Man erträgt eventuelle Tiefpunkte viel besser, weil man weiß, daß es den anderen auch nicht besser geht. Deshalb ist das Gruppenfasten sehr viel wirksamer als das Einzelfasten. Es kommt zu einer Art Gruppenerlebnis, und gemeinsam Ertragenes wirkt bindend.
Beim ambulanten Fasten sollten sich einige Familienmitglieder zusammentun und gemeinsam fasten. Außerdem sollte dabei natürlich nicht versäumt werden, daß man sich regelmäßig – täglich oder alle zwei Tage – beim Fastenleiter einfindet und dort eventuell noch einige ambulante Mitfaster trifft. Dadurch kommt es auch zu einem Gruppenerlebnis.
Man fastet ja freiwillig. Wenn man es erzwungenermaßen macht, wie wir es Ende des Krieges und in der Nachkriegszeit erlebt haben, dann ist dies kein Fasten, sondern Hungern. Der Unterschied zwischen Fasten und

24

EINFÜHRUNG IN DAS FASTEN

Hungern liegt also im Geistigen, in der geistigen Einstellung dazu und nicht im Körperlichen. Fasten ist ja auch in erster Linie eine geistige und körperliche Reinigung. Daß man dabei auch noch – wenn nötig – ein paar Pfunde oder Kilos verliert, ist eine sehr angenehme Nebenwirkung.

Ein Fastenbeispiel

In meine Praxis kam einmal eine Patientin, 22 Jahre alt, 174 m groß, mit einem Gewicht von 42 kg. Sie litt früher unter Bulimie, einer krankhaften Freßsucht mit Erbrechen. Durch eine neue Partnerschaft hatte sie dies nun überwunden, konnte aber nichts mehr zunehmen, egal, was sie unternahm. Selbst nach einer Infusions-Therapie im Krankenhaus hatte sie nur unmerklich etwas zugenommen und danach sofort wieder das Zugenommene verloren. Sie war durch dieses Untergewicht und durch die ständigen Brechreize, die sie immer noch hatte, total geschwächt und beinahe dem Tode nahe.

Als sie von mir in der Praxis erfuhr, daß sie erst einmal drei Tage totales Fasten nur mit Fencheltee machen sollte, schauten sie und ihr Partner mich an, als ob ich geisteskrank wäre. Ich erklärte ihr dann, daß dadurch der gesamte Magen-Darm-Trakt völlig entgiftet würde und sie nur so eine Chance hätte, wieder an Gewicht zuzunehmen und zu Kräften zu kommen. Hinterher müsse sie dann mit Dinkelgrießsuppe langsam wieder aufgebaut werden. Das sah sie ein und hielt sich strikt an die Anordnungen.

Nach drei Tagen wog sie nur noch 40 kg, fühlte sich aber viel wohler und sogar kräftiger. Der Brechreiz war vollkommen verschwunden, sie nahm langsam zu.

Nach vier Monaten wog sie 62 kg und wollte dann natürlich nichts mehr zunehmen. Sie fühlte sich rundum wohl und gesund.

Aber auch zu dünne Leute sollten ab und zu einmal fasten, da es auf den Reinigungseffekt ankommt, nicht so sehr auf das Abnehmen.

Ich erlebe immer wieder, daß Leute mit Untergewicht bei einem solchen Fastenkurs sehr wenig oder sogar gar nichts abnehmen. Hinterher nehmen diese Leute sogar etwas zu. Bei sehr dicken Menschen wird sehr oft auch nach einer Fastenkur trotz normalem Essen noch etwas abgenommen.

Fastengruppe

Um eine richtige Gruppe zu werden, muß ein gewisses Zusammengehörigkeitsgefühl entwickelt werden. Dazu ist es notwendig, daß alles Trennende abgebaut wird, z. B. das »Sie«. Man sollte sich, zumindest während dieser paar Tage des gemeinsamen Beisammenseins, mit Vornamen und mit »Du« anreden. Auch können gemeinsame Arbeiten, z. B. in einem Garten, viel zur Verbindung mit dem anderen beitragen. Man wird nämlich durch die Gruppe auch getragen und trägt selber mit. Jeder fällt während einer Fastenzeit einmal in ein psychisches Loch und ist dann froh, wenn der Nachbar helfend die Hand reicht. Ebenso bringt es einem sehr viel, wenn man einmal eine starke Phase hat und in dieser Phase dem Nachbarn Hilfestellung leisten kann. Dieses Tragen und Getragenwerden gehört meines Erachtens dazu. Dabei wirkt das »Sie« ungemein störend. Ein »Du« verbindet einfach mehr.

Der Kreislauf

Da der Kreislauf während eines solchen Fastens oft etwas instabil wird, bekommt jeder Teilnehmer eines Kurses nach der heiligen Hildegard von Bingen zu Beginn eine Flasche Herzwein, damit er alle Kreislaufstörungen erst einmal selbst meistern kann. Aber es wird auch eine regelmäßige Einnahme empfohlen, damit es erst gar nicht zu schwierigen Kreislaufvorfällen kommen kann. Wer zu Hause fastet, sollte solch eine Kreislaufstabilisierung in greifbarer Nähe haben. Den Herzwein kann man selbst herstellen (siehe Kapitel »Herzwein«), er ist aber auch käuflich über die einzelnen Hildegard-Firmen zu erwerben.

Blutzucker-Schwankungen

Man kann auch mit dem Herzwein den abgesackten Blutzuckerspiegel sehr schön in den Griff bekommen. Das Absacken des Blutzuckerspiegels erkennen wir daran, daß wir leichte Kopfschmerzen bekommen, eventuell auch eine leichte innere Unruhe. Ein Schluck Herzwein, und es geht meist besser. Sollte dies trotzdem alleine noch nicht ausreichen, dann muß man unbedingt ein heißes Fußbad nehmen (ca. 10 Minuten). Dies regt den Kreislauf und die Nieren an und leitet den Kopfschmerz ab.
Kopfschmerz kann allerdings auch ein Zeichen vermehrter Giftausschwemmung aus dem Gewebe sein. In der Regel ist es dann so, daß der Faster zu wenig getrunken hat. Dies sollte er dann auch schleunigst nachholen.
In der Zeit gegen 10.30 Uhr fällt vor allem bei Menschen

EINFÜHRUNG IN DAS FASTEN

mit niedrigem Blutdruck der Blutzuckerspiegel meist etwas ab. Wenn man nun fastet und sowieso keine Kohlehydrate (oder zumindest fast keine) zu sich nimmt, macht sich dies natürlich desto stärker bemerkbar. Deshalb sollte jeder, der die Neigung dazu hat, gegen 10 Uhr prophylaktisch ein Schlückchen Herzwein trinken.

Erwecken der Ur-Instinkte

Fasten ist auch bestens geeignet, um die normalen und gesunden Instinkte, die jeder Mensch in sich hat, wieder zu entdecken. Sie sind durch unsere sogenannte Zivilisation verschüttet worden, durch Erziehung und Gewöhnung haben wir sie fast vergessen.

Jedes Kleinkind hat sie noch, aber sie werden ihm im Laufe des Heranwachsens aberzogen. Auch bei unseren Haustieren, z. B. den Hunden, die noch nicht zu sehr überzüchtet sind, können wir diese Urinstinkte noch sehr genau beobachten.

Je unverfälschter die Instinkte beim Menschen sind, desto leichter findet er den Zugang zu diesem freiwilligen Nahrungsverzicht. Der Mensch heute muß in der Regel schon sehr krank sein, wenn er freiwillig auf Nahrung verzichtet, oder er ist sehr überzeugt von der positiven Wirkung, vielleicht auch beides. Fasten ist in erster Linie – wie schon gesagt – eine geistige Leistung, die der Verbesserung der Lebensqualität des Fastenden dient.

Abstinenz gilt als instinktiver Vorgang bei allen Lebewesen, die nicht durch Überzüchtung verdorben sind, und ist wesentlich für das Überleben, wenn der Organismus mit unausgeschiedenen Giften überlastet ist.

Eine Pankreatitis z. B. – eine Bauchspeicheldrüsenentzündung also – kann man am besten ausheilen, indem

EINFÜHRUNG IN DAS FASTEN

man sie aushungert. Hier wirkt jede Abstinenz von Nahrung wie ein Medikament. Instinktiv wird aber auch der Patient schon eine gewisse Abneigung gegen Speisen dabei entwickeln bzw. er wird über Appetitlosigkeit klagen; man muß als nur »auf die Stimme seiner Seele hören«. Hier gilt, wie bei so vielen Erkrankungen, der alte Satz: »*Wer den Kranken ernährt, der nährt die Krankheit.*«

Erbrechen und alle anderen, unwillkürlich ablaufenden Reaktionen sind auch Urinstinkte, die aber so tief verwurzelt sind, daß sie nicht aberzogen werden können. In diesen Reaktionen will uns aber auch der Körper zeigen, was er als gut und was er als schlecht empfindet. Wenn jemand z. B. sagt, daß er morgens nur zur Toilette kann, wenn er seinen Kaffee getrunken hat, dann ist dies im biologischen Sinn eine massive Darmreizung, die meines Erachtens sehr negativ und auf Dauer nicht gut für den Körper ist. Der Darm wehrt sich gegen das Gift und möchte es so schnell wie möglich loswerden. Durch solch einen Kurs oder eine Kur lernen wir wieder, in uns hineinzuhorchen und uns zu fragen, was ist gut oder was ist schlecht für mich. Wenn wir uns danach immer richten, brauchen wir eigentlich von außen keinerlei Ratschläge mehr. Wir haben alles in uns. Wir müssen nur den Mut haben, es richtig zu verwenden. Dies meint die heilige Hildegard, wenn sie sagt: »*Wir müssen auf die Stimme unserer Seele hören, wenn wir gesunden wollen!*«

Jesus sagte ja auch in seiner Bergpredigt: »*Wenn ihr nicht werdet wie die Kinder ...*«, und darunter kann man sicher auch dieses Wiederfinden der Urinstinkte verstehen. Denn dieses Wiedererwecken erstreckt sich nicht nur auf das Körperliche.

Wenn jemand allerdings von irgendeiner Sucht befallen ist, ob Freßsucht, Alkohol, Drogen, Medikamente oder Sonstiges, dann ist es sehr viel schwerer, diese Ur-In-

EINFÜHRUNG IN DAS FASTEN

stinkte wieder ans Tageslicht zu bringen, weil sie durch diese Sucht überdeckt werden. Es dauert dann immer etwas länger und geht natürlich nur unter kundiger Führung und Kontrolle.

Solch ein Fastenkurs oder eine Fastenkur ist ein guter Anfang, der erste Schritt. Die Chinesen sagen: »*Eine Reise von 1000 Meilen beginnt mit dem ersten Schritt.*« Das heißt, man sollte einen neuen Anfang machen, nicht vor dem ersten Schritt zurückschrecken, aber auch die einzelnen Schritte nicht zu groß bemessen, sonst schaffen wir es nämlich nicht.

Die Fastenkrise

Durch das richtige Hildegard-Fasten wird der Körper von Gift- und Schlackenstoffen befreit, die sich im Bindegewebe, an den Blutgefäßen und in den Organen abgelagert haben. Durch die Umschaltung beim Fasten auf Sparflamme greift der Körper erst einmal seine Reserven an und verbrennt alle überflüssigen und zerfallenen Zellen. Dabei kommt es natürlich – weil er erst einmal alle kranken Zellen abbaut – zu einer massiven Anhäufung von Giftstoffen im Blut – zu sogenannten Homotoxinen, also Menschengiften, wie Dr. Reckeweg sagt. Dies haben Blutuntersuchungen an Fastenkliniken einwandfrei bewiesen. Dadurch kommt es zu Reaktionen des Körpers, die wir als Fastenkrise bezeichnen.

Diese Krise kann recht gut mit viel Flüssigkeit und einem Gläschen Herzwein beseitigt werden. Deshalb sollten auch immer der Herzwein, eine große Thermoskanne mit warmem Fencheltee und ebenso einige Galgant-Tabletten in greifbarer Nähe sein.

EINFÜHRUNG IN DAS FASTEN

Die Reaktionen sind (oder können sein):

Vor allem kann es am zweiten und dritten Tag zu Kopfschmerzen kommen. Diese können relativ leicht »weggeschwemmt« werden, wenn ausreichend getrunken wird. In der Regel ist es so, daß alle Faster, die Kopfschmerzen bekommen, einfach noch zu wenig trinken. In diesem Fall hilft der Herzwein sehr, weil durch das Trinken auch der Kreislauf zusätzlich belastet wird, speziell, wenn bereits Jahre vor dem Fasten immer zu wenig getrunken wurde.

Bei Rheumatikern verstärkt sich in der Regel der Schmerz in den ersten drei bis vier Tagen, dann tritt eine Besserung ein.

Es können außerdem beim Fasten noch auftreten:

Schwindel,

Schwäche,

Kreislaufstörungen.

Mit diesen beiden Hildegard-Medikamenten – dem Herzwein und den Galgant-Tabletten – bekommt man fast alle Fastenreaktionen sehr schnell in den Griff. Der Fastenleiter des Kurses sollte, speziell in den ersten drei bis vier Tagen, immer ansprechbar sein, sonst geraten ungeübte Faster durch solche Reaktionen in Panik und essen eventuell alles, was sie bekommen können, in sich hinein – und das ist dann noch viel schlimmer als die Beschwerden vorher.

Schon der Gedanke, daß man zum Telefon greifen und den Fastenleiter um Rat fragen kann oder daß er irgendwo in der Nähe ist und kommen oder man zu ihm gehen kann, beruhigt ungemein.

EINFÜHRUNG IN DAS FASTEN

Fasten und Meditation

Fasten und Meditation sollten eigentlich immer Hand in Hand gehen. Das eine geht durch das andere besser, wir sind dadurch zufriedener und können anfallende Reaktionen besser abfangen.

> Eine Hilfe bei der Fastenmeditation könnte sein, soweit jemand nicht schon seine eigene »Technik« hat, wenn man z. B. bei der EINATMUNG denkt: »Ich suche Dich, Gott!«, bei der AUSATMUNG: »Höre mein Rufen!«

Es ist sehr wichtig beim Meditieren, daß wir unsere Gedanken an etwas binden, daß wir sie nicht wie wild umherschweifen lassen. Jeder, der einen Meditationslehrer oder -meister hat, hat ja sowieso schon sein Leitwort, mit dem er meditiert. Die obigen Worte sollen nur eine kleine Hilfestellung für diejenigen sein, die dies noch nicht haben. Man kann die obigen Sätze natürlich gegen andere austauschen, nur sollten sie kurz und prägnant sein, und man sollte sie auch möglichst während eines solchen Kurses nicht austauschen.

Fasten ist also eigentlich eine zutiefst religiöse Angelegenheit, nicht nur ein Abspecken, sondern eben »*ein Beten mit Leib und Seele!*«

Vorbereitungs-
informationen zum Fasten

Was man braucht:

Sportliche, leichte, aber doch warme Kleidung, Wander-
schuhe und eventuell auch Regenbekleidung
Wärmflasche, *kein* Heizkissen
Thermoskanne oder Thermosflasche
Bürste oder Handschuh zum Trockenbürsten
Klistierspritze oder einen Irrigator

Jeder Teilnehmer, der irgendwelche Medikamente einnimmt,
sollte diese unbedingt zu einem solchen Kurs mitbringen.

Die vorbereitenden Entlastungstage

Die Fastenkur oder der Fastenkurs beginnen mit den
Entlastungstagen, die eventuell schon zu Hause drei bis
vier Tage vor dem Kurs oder der Kur begonnen werden
sollten.
An diesen Entlastungstagen sollte man sich auf das Fasten und Meditieren vorbereiten, nicht nur seelisch,
sondern auch körperlich, indem wir beide, die Seele *und*
den Körper, entlasten.
Der ganze Mensch wird entlastet, indem er an diesen Ta-

VORBEREITUNGSINFORMATIONEN ZUM FASTEN

gen auf alles tierische Eiweiß verzichtet und sich mit leichtverdaulichen Speisen pflanzlicher Art begnügt. Es sollten an diesen Tagen mäßig Obst, Gemüse und Salate, Vollreis (oder gekochte Dinkelkörner) und Vollkornbrot (möglichst, natürlich, auch aus Dinkel) gegessen werden.

Zur Entgiftung des Darms eignen sich am besten Äpfel für diese Tage. Möglichst biologisch angebaute, also ohne Spritzmittel. Sie sollten sogar schon in der Schale etwas runzlig sein, dann bekommen sie viel besser, sagt uns die heilige Hildegard. Ab 14 Uhr am Nachmittag sollten Menschen, die unter Schlafstörungen leiden, nichts Rohes mehr essen, sondern nur noch Gekochtes, da Rohes den Darm und den Kreislauf zu sehr belastet. Die Äpfel kann man dann als Kompott, entkernt und mit der Schale zerschnitten und mit Wasser gekocht, essen. Etwas Zimt erhöht noch den Genuß und entgiftet außerdem noch mehr.

Getrunken wird an diesen Entlastungstagen zur Vorbereitung auf das eigentliche Fasten sehr viel, speziell Fencheltee. Wir müssen mit den Flüssigkeiten versuchen, die Schlacke aus dem Körper auszuschwemmen und ihn so auf das richtige Fasten vorzubereiten.

> Empfehlenswert sind mindestens 35 Gramm Flüssigkeit pro Kilogramm Körpergewicht und pro Tag. Mehr ist erlaubt, weniger auf keinen Fall.

Der Abführtag

Früher nahm man am Abführtag oder auch während einer ganzen Fastenkur jeden Morgen Glaubersalz. Beim Hildegard-Fasten nehmen wir statt Glaubersalz zu Be-

VORBEREITUNGSINFORMATIONEN ZUM FASTEN

ginn des ersten Tages die Ingwer-Ausleitungskekse, die den Stoffwechsel (vor allem bei Rheumatikern und Gichtpatienten) normalisieren, da diese Kekse nur die »schlechten Stoffe ausleiten«, wie uns die heilige Hildegard sagt, und die guten Säfte im Körper lassen.

Man nimmt die Ausleitungskekse morgens nüchtern im Bett zusammen mit einem kleinen Schlückchen Herzwein, bleibt noch einige Zeit liegen und achtet darauf, daß man dabei schön warm ist und bleibt. Man muß eventuell mit irgendeiner Wärmequelle nachhelfen (deshalb die Wärmflasche nicht vergessen; kein elektrisches Heizkissen verwenden, da diese Strahlungen für den Körper nicht gut sind).

Wir essen an diesem Abführtag auch noch Äpfel, aber weniger als am Tag vorher, und mittags eine Fastensuppe. Dazwischen sollte man sehr viel Tee und dergleichen trinken. Der zweite Tag ist also schon ein Fastentag, an dem aber die Ausleitung im Vordergrund steht. In Notfällen, wenn man schon drei Tage keinen Stuhlgang mehr gehabt hat, kann man mit der Klistierspritze oder dem Irrigator nachhelfen.

Der Tagesablauf

Ab dem dritten Tag wird dann mit Vollfasten begonnen, nur mit der Dinkel-Gemüse-Brühe und Fencheltee. Wenn nötig, werden am Morgen des dritten Tages noch Ingwer-Ausleitungskekse genommen.
Der Tag sollte einen festen Stundenplan haben, in dem auch die Ruhephasen mit eingebaut sein sollten.
Hier ein Beispiel, das natürlich individuell abgeändert werden kann.

VORBEREITUNGSINFORMATIONEN ZUM FASTEN

Ich hänge mir einfach einen Stundenplan an die Wand bei meinem Bett und deponiere einen anderen am Schreibtisch. So habe ich jederzeit einen Überblick, was ich gerade tun sollte und kann alles andere diesem unterordnen.

6.00 *Wecken: Vor dem Aufstehen, noch im Bett, Dehnen – Strecken – Gähnen. Bei Darmträgheit den Shiatsu-Punkt für den Dickdarm/Mastdarm drücken. Hypotoniker sollten nicht gleich mit dem Kopf nach oben, sondern erst einmal die Beine in die Höhe strecken, das Blut von dort in den Körper laufen lassen und in dieser Halbkerzenstellung etwas radfahren. Dann, wenn nötig, die Ausleitungskekse nehmen. So kreislaufangeregt, kann man aufstehen und trockenbürsten (dabei die Handflächen und Fußsohlen nicht vergessen).*

7.00 *Sitzen*

7.40 *»Frühstück« mit Kräutertee und/oder Dinkelkaffee.*

Vormittags sollten abwechselnd meditatives Sitzen und mindestens ein Vortrag stattfinden. Der genaue Tagesplan sollte mit den Teilnehmern und dem Kursleiter abgesprochen werden.

An diesem Vormittag sollten mindestens eine, eventuell auch zwei Stunden Arbeitszeit mit eingerechnet werden. Dies ist für den Körper des Fastenden ein schöner Ausgleich und dient gleichzeitig der Anregung des Kreislaufs.

Man muß nur darauf achten, daß man seine Grenze dabei nicht überschreitet.

12.00 *Heiße Fastensuppe*

VORBEREITUNGSINFORMATIONEN ZUM FASTEN

12.30 Mittagsruhe im Bett mit heißem Leberwickel (gefaltetes Frotteehandtuch mit heißem Wasser durchtränken, auswinden, auf den Oberbauch legen und mit Wärmflasche die Wärme einige Zeit erhalten).

14.00 Kräutertee, danach eine meditative Wanderung, allein oder in der Gruppe.

16.00 Meditatives Sitzen – dazwischen Tanzen –, danach wieder Meditation oder, wenn möglich, jeden zweiten bis dritten Tag eine Eucharistie-Feier.

18.00 Heiße Dinkelbrühe und Tee

19.30 Meditatives Sitzen

21.00 Bettruhe, eventuell mit Leberwickel und, wenn nötig, vorher Darmspülung mit Klistierspritze oder Irrigator.

Dazwischen, bei den Aussprachen, sollte jeder Teilnehmer die Möglichkeit haben, über gesundheitliche oder psychische Probleme mit dem Fastenleiter zu sprechen. Kreislaufkontrollen und, wenn nötig, auch Blutzuckertests sollten gemacht werden.

Während der eigentlichen Fastentage wird keinerlei feste Nahrung zugeführt. Wenn es vom Darm her unbedingt erforderlich wäre, könnte dieser mit Flohsamen (Semen psyllii) unterstützt werden. Dies sollte aber wirklich nur dann gemacht werden, wenn es nicht anders geht. Es ist in der Regel nur sehr selten nötig. Meist reichen die Ingwer-Ausleitungskekse und die Darmspülungen. Wenn genug getrunken wird, ist es sehr selten nötig, daß neben den Keksen noch andere Maßnahmen ergriffen werden müssen.

Die Aufbautage

Am ersten Aufbautag gibt es einen Bratapfel zum Frühstück. Dieser wird ganz einfach, nach vorherigem Waschen, auf ein Blech gesetzt und für ca. 30 Minuten in die Röhre geschoben. Jeder bekommt einen Apfel auf dem Teller serviert, schneidet ihn sich auf, streut ausreichend Zimt darauf, riecht, ißt und genießt ihn. Jedes kleine Stückchen Schale wird genußvoll zerkaut. Es ist wie ein kleines Wunder, wenn man in einer Fastengruppe die strahlenden Gesichter rundum erblickt.

Mittags und abends gibt es dann eine dünne Dinkelsuppe mit Gemüse, in der aber sowohl die Körner als auch das Gemüse noch enthalten sind.

Manch einer versteht jetzt erst das oft so nebensächlich hingeworfene Wort »MAHL-ZEIT«, wenn man zum Essen geht. Es beinhaltet nämlich zwei sehr wichtige Komponenten, die man nach einer solchen Fastenkur oder einem Fastenkurs erst richtig verstehen kann.

1. »Mahl« kommt von mahlen. Das Korn wird zwischen unseren Zähnen regelrecht zermahlen, deshalb nennt man die Backenzähne auch »Mahl-Zähne«.
2. »Zeit« – dieses Wort sollten wir nicht nur so verstehen, daß es Zeit zum Essen ist, sondern auch, daß wir uns Zeit dazu nehmen sollten. Der normale Sättigungseffekt setzt ja eigentlich erst nach ca. 20 Minuten ein. Die durchschnittliche Eßzeit bei einem arbeitenden Menschen beträgt nämlich nur acht bis

VORBEREITUNGSINFORMATIONEN ZUM FASTEN

zehn Minuten. Dann ist der Magen voll, aber man hat noch kein Sättigungsgefühl.

Da sind uns Deutschen die Südeuropäer, angefangen schon bei den Franzosen, weit voraus. Sie essen wohl viel langsamer, sind aber normalerweise im Durchschnitt viel weniger beleibt als die Deutschen.

An den weiteren Aufbautagen wird noch sehr leicht gegessen und möglichst alles mit Dinkel in irgendeiner Form. Zum Frühstück am zweiten Tag kann es dann schon »Habermus« geben.

Mittags kann man Dinkelreis oder Dinkelsuppe mit Gemüse und eventuell auch schon einmal eine Hühnerbrühe essen, abends dann Dinkelbrot mit Butter und Käse. Dies aber erst ab dem zweiten Aufbautag und den Käse immer mit Mutterkümmel-Pulver zusammen genießen! Leichte Fleischarten, wenn jemand nach dem Fasten überhaupt gleich Fleisch essen möchte, wie z. B. Hühnerfleisch könnte dann auch schon mäßig gegessen werden, aber auf keinen Fall Schweinefleisch.

Während der ganzen Tage des Fastens sollten alle Genußgifte, wie Alkohol und Nikotin, gemieden werden, aber auch Bohnenkaffee. Schwarztee sollte nur in Ausnahmefällen zur Stützung des Kreislaufs getrunken werden und nur nach Rücksprache mit dem Fastenleiter. Man sollte dabei bedenken, daß Schwarzer Tee etwas stopft. Bei Kreislaufbeschwerden sollte jeder Fastende oder Kursteilnehmer lieber etwas aus seiner Flasche Herzwein nehmen. Der Herzwein ist während des Fastens das beste Kreislaufmittel, da er sowohl bei der Hypertonie als auch bei Hypotonie einzusetzen ist.

An dem dritten Aufbautag kann man wieder fast normal essen, aber vorerst nur Leichtverdauliches. Schwere

VORBEREITUNGSINFORMATIONEN ZUM FASTEN

Speisen belasten den Verdauungstrakt noch zu sehr nach dieser Abstinenz.

Für die Aufbautage ist es viel besser, wenn man fünfmal am Tag jeweils eine kleine Mahlzeit zu sich nimmt, als drei größere Mahlzeiten. Dadurch wird der Körper nicht zu sehr belastet, und er wird mit den anfallenden Mengen besser fertig. Außerdem ißt man erfahrungsgemäß bei fünf kleinen Mahlzeiten weniger als bei drei großen. Wenn man diese Tage gut durchgehalten hat, hat man sehr viel für seine Entschlackung *und* für seine Seele getan. Alle Medikamente, die danach genommen werden, wirken schneller und besser, und wenn der Kurs auch noch bei zunehmendem Mond stattfindet, verstärkt sich die Wirkung zusätzlich.

Das ambulante Fasten

Ein sogenanntes »ambulantes Fasten« kann bzw. wird in der letzten Zeit immer mehr speziell durch kirchliche Stellen in der Fastenzeit organisiert. Die Fastenden bleiben zu Hause und werden von der Stelle, die das Fasten organisiert, betreut.

Dabei gibt es meistens zuerst einmal eine allgemeine Einführung für alle, die mitmachen wollen. Wer nach diesem Einführungsvortrag immer noch fasten möchte, der wird – nach Rücksprache mit seinem Hausarzt oder Heilpraktiker oder dem Leiter dieses »ambulanten Fastens« – in Einzelgesprächen weiter aufgebaut. Jeder Teilnehmer bekommt schriftliche Unterlagen. In regelmäßigen Abständen trifft man sich dann bei der organisierenden Stelle, hat dort gemeinsame Gespräche, aber auch Einzelgespräche mit dem Fastenleiter.

Der Vorteil dabei ist natürlich, daß man zu Hause bleiben kann, keine großen Kosten entstehen und daß man trotzdem betreut wird. Der Nachteil ist, daß, speziell wenn man zu Hause alleine fastet, das Gruppenerlebnis fehlt.

Welche Art des Fastens für den einzelnen besser ist, muß er selbst im Gespräch mit seinem persönlichen Betreuer in Erfahrung bringen.

Das eintägige Fasten

Zwischendurch, vor allem, wenn man schon einmal gefastet hat, ist das »eintägige Fasten« immer wieder angebracht, aber auch als Vorübung zu einem Fastenkurs oder einer Fastenkur ist es zu empfehlen.

Ein Raubtier-Pfleger eines großen Zoos erzählte mir, daß der Zoodirektor eines Tages die Anweisung gab, daß ab sofort alle Raubtiere im Zoo pro Woche einen Tag nichts zu fressen bekommen sollten. Er begründete dies damit, daß alle Raubtiere in der freien Wildbahn nicht jeden Tag etwas fangen würden und sie oftmals sogar mehrere Tage hintereinander nichts fressen könnten, weil sie eben kein Jagdglück gehabt hätten. Deshalb sei ein Fastentag pro Woche eine ganz normale Sache. Man führte es versuchsweise ein und staunte nicht schlecht, daß sich nicht nur die Futterkosten senkten, sondern auch die Tierarztkosten. Die Kosten für Medikamente wurden um ca. 80% verringert. Die Tiere waren aufgrund des Fastentages einfach widerstandsfähiger und gesünder.

Ich habe dies dann selbst ausprobiert. Ich habe einfach einen Tag pro Woche als Fastentag bestimmt und trinke seither an diesem Tag viel Fencheltee oder auch anderes. Dies mache ich sporadisch einige Wochen hintereinander, dann setze ich wieder einmal aus und wiederhole die Kur erneut während einiger Wochen.

DAS EINTÄGIGE FASTEN

Kleine Zipperlein gehen, sobald man diesen Fastentag gemacht hat, ohne irgendwelche Schmerzen oder sonstige Reaktionen weg. Ja, man wird oftmals gerade weil man ein Unwohlsein verspürt, an seinen wöchentlichen Fastentag erinnert. Man lernt beim Fasten, mit seinem Körper besser umzugehen und trainiert außerdem mit dem einen Tag pro Woche für ein größeres Fasten. Viele Patienten, die dies mit einer gewissen Regelmäßigkeit machen, fühlen sich dadurch sehr viel wohler und gesünder und brauchen seltener medizinische Hilfe.

In der alt-indischen, religiösen Tradition wird übrigens jeden Monat jeweils zwei Tage gefastet: am Tag des Vollmondes und am Tag des Neumondes. Zu diesem Thema paßt auch folgendes kleines Geschichtchen: Ein König von Persien sandte einen geschickten Arzt zum Dienste Mohammeds, des Auserwählten; dieser blieb einige Jahre im Lande der Araber, ohne daß jemand zu ihm kam, ihn zu befragen oder ein Heilmittel von ihm zu verlangen. Endlich ging er eines Tages zum Propheten und beklagte sich darüber: »Man hat mich geschickt«, sagte er, »deine Gefährten zu heilen, aber in dieser langen Zeit hat sich nicht einer an mich gewandt, daß ich den Dienst, der mir aufgetragen ist, hätte verrichten können.« Der Prophet erwiderte ihm: »Diese Leute haben die Gewohnheit, nicht eher zu essen, als bis der Hunger sie dazu zwingt und ehe sie völlig gesättigt sind, die Hand von den Speisen wegzuziehen.« »So bleiben sie gesund«, sagte der Arzt, küßte ehrfurchtsvoll die Erde und ging fort. Auch die alten Ägypter wußten darüber recht gut Bescheid, denn in einer 3000 Jahre alten Pyramide steht, fein säuberlich in Stein gemeißelt:

»Von einem Drittel von dem, was wir essen, leben wir, von den restlichen zwei Dritteln die Ärzte.«

Abnehmen mit System

Ich sage immer zu meinen Patienten, daß das Gewicht wie ein Bankkonto ist. Wenn man mehr einzahlt, als man verbraucht, steigt der Kontostand, wenn man mehr verbraucht, als man einzahlt, sinkt er. Dazu muß man natürlich erst einmal wissen, was überhaupt verbraucht wird.

Der Verbrauch an Nährstoffen wird in Kilokalorien (abgekürzt kcal) gemessen. Es gibt wohl in den letzten Jahren auch die Messung in Joule; diese hat sich aber bei uns nicht durchgesetzt, wahrscheinlich deshalb, weil dort mit sehr hohen Zahlen gerechnet werden muß, und wenn es ums Gewicht und den Verbrauch an Nährstoffen geht, möchte man gerne mit kleineren Zahlen rechnen.

Der normale menschliche Körper verbraucht also bei mäßiger Bewegung etwa eine kcal pro Kilogramm Körpergewicht und pro Stunde, um das augenblickliche Gewicht zu halten. In Zahlen ausgedrückt ist das also so: 24 (das sind die Tagesstunden) mal Kilogramm Körpergewicht ist die benötigte Anzahl der kcal pro Tag. Wenn also jemand 75 Kilogramm wiegt, muß man die 75 mit 24 multiplizieren und errechnet einen Tagesverbrauch von 1800 kcal. Bewegt man sich mehr, dann verbraucht man auch entsprechend mehr, das ist klar. Dies gilt na-

ABNEHMEN MIT SYSTEM

türlich nur dann, wenn keine sonstigen Störungen im Drüsensystem oder sonstwo bestehen. Aber aus der Erfahrung heraus kann man sagen, daß nur zwischen 1 und 3 % der Übergewichtigen Drüsenstörungen haben. Bei dem großen Rest kommt das Übergewicht vom Essen und Trinken, auch wenn es die wenigsten wahrhaben möchten.

Man müßte, wenn man nach dieser Methode abnehmen möchte, jeden Bissen wiegen und die Kalorien sofort aufschreiben und ständig rechnen, damit man sein »Soll« nicht überschreitet. Das ist sehr umständlich und wird von den wenigsten Patienten über einen längeren Zeitraum durchgehalten. Eine weniger aufwendige Methode ist folgende: Jedesmal, wenn man Hunger verspürt und auch vor jeder normalen Mahlzeit, sollte der Übergewichtige ein Glas Wasser oder Tee trinken. Dadurch wird das augenblickliche Hungergefühl gedämpft, und wenn man sich dann überhaupt noch ans Essen macht, ißt man immer etwas weniger als sonst. Manchmal hat man dann gar keinen Hunger mehr, und man kann auf das Essen oder den Imbiß (oder die Nascherei) ganz verzichten. Wenn dann nach einer halben Stunde oder einer Stunde wieder ein Hungergefühl oder auch nur Appetit kommt, muß man ebenso verfahren. Dadurch spart man jede Menge Kalorienzufuhr und nimmt ab. Mit dieser einfachen, aber sehr wirksamen Methode haben Patienten von mir, die nicht fasten können oder wollen, im Laufe eines Jahres schon 10 und mehr Kilogramm abgenommen. Es geht damit natürlich langsam, aber sehr stetig, und außerdem wird dadurch garantiert, daß das Flüssigkeitssoll auch erreicht wird.

Nach dem Fasten ist es meist so, daß die sogenannten »Beilagen« meist zum Hauptgericht werden und das Fleisch wohl nicht immer gemieden wird, aber beim Es-

ABNEHMEN MIT SYSTEM

sen nicht mehr so im Vordergrund steht. Fleisch und Fett haben ja die meisten Kalorien, und wenn jemand gefastet hat, nimmt er diese Kalorienträger nur noch in kleineren Mengen zu sich, und eine genaue Berechnung erübrigt sich. Man kann sich also an dem, was man ißt, wirklich bewußt sattessen und nimmt trotzdem nicht zu.

Das Abführen oder Purgieren

Das Abführen oder das Purgieren sollte während eines solchen Kurses mit Ingwer-Ausleitungskeksen, unterstützt durch Drücken des Shiatsu-Punktes, Darmgymnastik und Flohsamen geschehen.

»Wer gut purgiert, der gut kuriert.« Dies ist ein alter Medizinspruch, der speziell für das Fasten sehr wichtig ist.

Verstopfung und Darmträgheit sind ein leidiges Thema in jeder Praxis, während eines Fastenkurses natürlich erst recht.

Jeder, der »verstopft ist«, sollte sich selbst einmal etwas genauer anschauen oder auch anschauen lassen. Diese Patienten können nämlich nicht »LOSLASSEN« – gar nichts, weder ihre Gefühle, noch ihren Darminhalt. Man hält alles zurück und ist dadurch verkrampft und verspannt. Und die Befreiung der Psyche von allen Verkrampfungen fängt mit dem Darm an.

Als erstes sollten, sowohl während eines Fastens als auch zu Hause, wenn man irgendwelche Probleme dieser Art hat, sowohl die Ingwer-Ausleitungskekse genommen werden als auch ein bestimmter Punkt gedrückt werden, der Shiatsu-Punkt, zur Anregung der Darmperistaltik.

DAS ABFÜHREN ODER PURGIEREN

Die Ingwer-Ausleitungskekse

Ingwer (Zingiber officinale)
Verwendet wird der Wurzelstock: Rhizoma Zingiberis.

Die heilige Hildegard schreibt unter Ingwer:
*»Aber auch der Mensch, der Abführgetränke bereiten und
einnehmen will, pulverisiere und seihe Ingwer ... Aber bevor
jemand diesen Trank nimmt, wärme er sich, wenn er kalt
ist, und so nehme er (ihn). Und wenn er ihn genommen hat,
ruhe er ein wenig wach im Bett, und wenn er dann aufsteht,
gehe er ein wenig hin und her, jedoch so, daß er keine Kälte
leidet.«*

Früher nahm man am Abführtag oder auch während einer ganzen Fastenkur jeden Morgen Glaubersalz. Das
schmeckt nicht besonders gut, und manch einer bekam
oft darauf einen Brechreiz. Viele empfinden auch regelrechten Ekel vor Glauber- oder Bittersalzen. Beim Hildegard-Fasten machen wir dieses Abführen etwas elegan-
ter mit den Purgierkeksen. Dies ist besonders herzscho-
nend, weil damit nur die schlechten und krankmachen-
den Säfte den Körper über den Darm und die Nieren verlassen, während die guten Säfte im Körper verbleiben,
wie uns die heilige Hildegard wissen läßt.
Beim Hildegard-Fasten nehmen wir also statt Glaubersalz zu Beginn des ersten Tages die Ingwer-Ausleitungskekse, die den Stoffwechsel normalisieren, speziell bei
Rheumatikern und Gichtpatienten. Am ersten Morgen
sollte nur ein Keks gegessen werden, eventuell zusammen mit einem Schluck Herzwein. Sollte dies noch
nicht helfen, dann nimmt man am zweiten Morgen zwei
Ingwerkekse. Wenn am dritten Tag noch kein Erfolg erzielt wurde, dann sollte zusätzlich ein Klistier gemacht

DAS ABFÜHREN ODER PURGIEREN

werden oder ein hoher Einlauf mit einem Irrigator, um den Darm zu entleeren. Denn selbst wenn man gar nichts ißt, erzeugen die Darmbakterien pro Tag – auch während der Fastenzeit – ca. 50 Gramm Abfall, der ausgeschieden werden sollte.

Es gibt Faster, denen ein einziger Keks am ersten Tag ausreicht und die täglich eine kleine Darmentleerung haben. Andere dagegen brauchen neben den Keksen noch jeden zweiten Tag einen Einlauf. Wie jemand reagiert, kann man eigentlich nie vorher sagen. Manche Faster haben sonst einen geregelten Stuhlgang, während der Fastenzeit jedoch sehr viele Schwierigkeiten damit und umgekehrt.

Wir essen am ersten Abführtag auch noch Äpfel, aber weniger als an den Tagen vorher, und mittags trinken wir schon eine Fastensuppe. Dazwischen natürlich jede Menge Tee, speziell Fencheltee. Er ist mit Abstand der beste Tee beim Fasten. Nur wer den Fencheltee absolut nicht mag, der sollte dann auf Hagebuttentee ausweichen. Beide Tees können von heiß bis fast kalt getrunken werden, nie jedoch ganz kalt, da während eines Fastens auch die Wärmezufuhr äußerst wichtig ist und auch als sehr angenehm empfunden wird.

Zu den »Mahlzeiten« sollte dann auch warmer Dinkel-Kaffee »ohne alles« zur Verfügung stehen. Außerdem kann noch Mineralwasser getrunken werden. Das aber, wenn möglich, nicht so oft, da laut Hildegard »rohes Wasser«, also ungekochtes, nicht so gut für den Körper ist. Dies ist nur eine Alternative für diejenigen, die weder den einen, noch den anderen Tee mögen oder sogar eine innere Abneigung dagegen haben.

In der indischen Ajurveda-Medizin sagt man auch, daß man morgens nicht frühstücken, sondern nur warmes, abgekochtes Wasser trinken solle. Wer das einmal aus-

DAS ABFÜHREN ODER PURGIEREN

probiert, wird merken, daß dies für den Magen wie Balsam ist. Wer also keinen Tee mag, sollte dann abgekochtes Wasser trinken. Dies kann man sich auch für den wöchentlichen Fastentag vormerken.

> Hildegard sagt übrigens auch, wie in der Ajurveda-Medizin, daß man morgens nicht unbedingt essen solle, sondern erst gegen Mittag, also etwa um die Zeit, in der der Blutzuckerspiegel absinkt (das wäre zwischen 10.30 Uhr und 11 Uhr).

Der zweite Tag ist dann schon ein voller Fastentag, an dem, wenn der Purgierkeks vom Tag zuvor noch nicht geholfen hat, morgens zwei Kekse genommen werden sollten.

Die Ingwer-Ausleitungskekse nach der heiligen Hildegard bestehen aus Ingwer, Süßholz, Zitwer, einem Feinmehl aus Dinkel (»reinstes Semmelmehl«, sagt die heilige Hildegard dazu in ihren Texten) und Wolfsmilchsaft. Sie sind etwas kompliziert in der Herstellung, und deshalb ist es sehr schwierig, sie selbst zuzubereiten.

Man sollte sie, speziell in der ersten Phase einer Fastenkur, morgens nehmen, besonders bei Störungen des Darms und allgemeinen Stoffwechselstörungen, da sie die schlechten Säfte aus dem Menschen ableiten, ohne die guten Säfte aus dem Gleichgewicht zu bringen, wie uns die heilige Hildegard wissen läßt.

Man kann sie aber auch zwischendurch, wenn man nicht fastet, aber an den oben beschriebenen Beschwerden leidet, nehmen, jedoch immer in der vorher beschriebenen Form – morgens, nüchtern –, und die Körperwärme sollte dabei erhalten werden, das heißt, man darf während der Einnahme und einige Minuten danach nicht auskühlen.

DAS ABFÜHREN ODER PURGIEREN

Shiatsu-Punkt zur Darmanregung

Zuerst sollte am Morgen zur Darmanregung der Shiatsu-Punkt gedrückt werden. Shiatsu ist eine japanische Druckpunkt-Behandlung, mit der über bestimmte Punkte gewisse Reize auf bestimmte Regionen des Körpers ausgeübt werden können, ähnlich wie bei der Akupressur.

In unserem Fall wird jeden Morgen unmittelbar *vor* dem Aufstehen zwei bis drei Minuten lang ein gewisser Punkt im Rhythmus, eine Sekunde ein – eine Sekunde aus, mit spitz geformten Fingern tief in den Bauch hineingedrückt.

> Die Lage des Punktes: Er liegt zwischen dem Nabel und dem linken Darmbeinkamm, also bei halb 5 Uhr, wenn man den Bauch des Patienten von vorne, als Behandler betrachtet und den Nabel als Mittelpunkt nimmt, mehr im unteren Drittel. Wenn man diesen Punkt gefunden hat, geht man noch im Liegen mit zwei bis drei Fingern der linken Hand genau senkrecht in die Tiefe und reizt damit den Übergang vom Dickdarm zum Mastdarm. Die ganze Darm-Peristaltik wird in diesem Bereich massiv angeregt, der Mastdarm füllt sich dadurch und wird zur Entleerung gereizt.

Wenn man dies frühmorgens unmittelbar vor dem Aufstehen, also noch unbedingt im Bett liegend, zwei bis drei Minuten lang macht, dann wird die Peristaltik so angeregt, daß man in der Regel eine spontane Darmentleerung hat.

DAS ABFÜHREN ODER PURGIEREN

Bauchraum-Einteilung

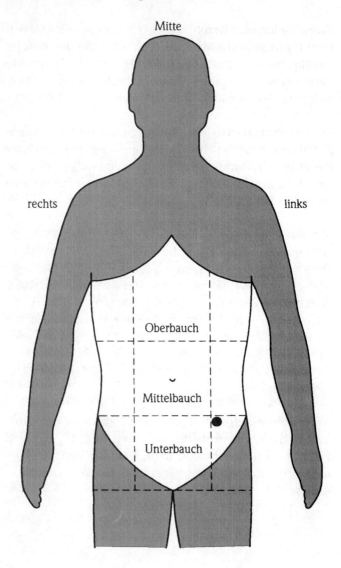

DAS ABFÜHREN ODER PURGIEREN

Die Darmgymnastik

Der Mensch ist ein rhythmisches Wesen, und zu diesem
Rhythmus gehört auch die regelmäßige Entleerung des
Darms, möglichst täglich zur selben Zeit.
Bei Störungen der Entleerung sollte man eventuell auch
eine Art Darmgymnastik machen. Das kann man wäh-
rend des Kurses schon probieren, ist aber auch speziell
für zu Hause gedacht, wenn der Kurs zu Ende ist und der
Alltag wieder hereinbricht, mit allen seinen Darmproblemen.
Bei der Darmgymnastik sollte man immer ganze fünf
Minuten (mit der Uhr in der Hand oder an der Wand)
auf der Toilette sitzen und mit den Bauchmuskeln so
drücken, als ob man einen gut gängigen Stuhlgang hätte und dann den Enddarm wieder nach oben Richtung
Nabel ziehen, wieder drücken – ziehen, dauernd im
Wechsel, ganz fünf Minuten lang. Dadurch wird die Peristaltik des Darms so angeregt, daß sich nach einiger
Zeit auch die hartnäckigste Verstopfung langsam löst
und es zu ganz normalen, täglichen Entleerungen
kommt.
Diese Gymnastik muß über einige Monate täglich zweimal durchgeführt werden, und zwar immer zur selben
Zeit im 12-Stunden-Rhythmus, also z. B. morgens um
7 Uhr und abends um 19 Uhr. Man sollte darauf achten,
daß es wirklich nicht fünf oder zehn Minuten zu früh
oder zu spät ist, sondern fast mit dem Gongschlag, das
ist in der ersten Zeit von besonderer Wichtigkeit. Wenn
sich nach einigen Monaten alles normalisiert hat, dann
kann man schon einmal einige Minuten verzögern, aber
in der Regel hat sich dann der Darm so an seinen Rhythmus gewöhnt, daß er sich von alleine meldet – und dann
sollte man auch sofort gehen.

DAS ABFÜHREN ODER PURGIEREN

Da diese Bauchmuskeln, gerade bei Menschen mit Darmproblemen, oftmals unterentwickelt sind, ist es meistens so, daß die Patienten, wenn sie einige Tage diese Darmgymnastik gemacht haben, in die Praxis kommen und über Bauchschmerzen klagen. Dies ist aber nichts anderes als ein ganz gewöhnlicher Muskelkater. Diese Muskeln, ständig vernachlässigt, werden jetzt zweimal am Tag intensiv bewegt und aktiviert, und in der ersten Zeit melden sie sich dann eben genauso, wie wenn ein ungeübter Wanderer eine Bergtour machen würde und am nächsten Tag dann vor Schmerzen kaum noch die Beine bewegen kann. Aber dieser Schmerz ist auch ein Zeichen, daß die Muskulatur sich anpaßt und langsam durch dieses Training stärker wird. Dann hört dieses Ziehen im Bauch von ganz alleine auf.

Zur Darmgymnastik ein Beispiel aus der Praxis:

Vor Jahren kam eine Patientin, damals etwa 35 Jahre alt, zu mir in die Praxis, die von Jugend an schwerste Darmstörungen hatte und deshalb regelmäßig Abführmittel nahm. Durch diese Abführmittel hatte sie nun einen Leberschaden, der schon ärztlich behandelt wurde, aber das Darmproblem bestand nach wie vor.
Ich verordnete ihr die oben angegebene Darmgymnastik und legte ihr dringendst ans Herz, daß sie ihren 12-Stunden-Rhythmus genau einhalten solle. Dies machte sie auch einige Wochen mit Unterstützung von anderen Behandlungen. Sie hatte auch recht guten Erfolg damit – zweimal täglich eine normale Darmentleerung.
Eines Tages machte sie einen Omnibus-Ausflug, kam dadurch einmal nur ca. 10 Minuten zu spät zur Darmgymnastik auf die Toilette, und alleine durch diese kleine Verspätung wurde ihr Darmrhythmus für zwei Wochen

DAS ABFÜHREN ODER PURGIEREN

umgeworfen. Er hatte sich eben noch nicht so normalisiert, daß er ohne diese Unterstützung auskam.

Wenn die Entleerung dann aber erst einmal Normalität ist, dann können zehn Minuten dem Körper nichts mehr ausmachen. Man darf dann nur nicht wieder in den Fehler verfallen, daß man das Gefühl des »Entleeren-Müssens« unterdrückt und auf später verschiebt. Dieser Darmdruck ist eben auch die *»Stimme unserer Seele«*, auf die wir hören müssen. Nachdem der Darm wieder normal funktionierte, konnte übrigens in diesem Fall auch der Leberschaden wieder ausheilen.

Während des eigentlichen Fastens reicht eine Entleerung alle ein bis zwei Tage. Es müssen ja keine Riesenmengen kommen. Die Darmentleerung beschränkt sich auf gewisse Giftstoffe, die über den Darm abgegeben werden und, da der Darm selbst ca. 50 Gramm Abfall durch seine Darmflora erzeugt, noch aus diesen Darmflora-Abfällen. Wenn man wieder normal ißt, sollte man seinen Darm dann natürlich wieder täglich, eventuell sogar zweimal täglich entleeren. Ideal wäre da immer eine Entleerung zur selben Zeit, wie oben schon erwähnt.

Sollte weder das Drücken des Shiatsu-Punktes noch die Darmgymnastik während des Fastens eine mindestens alle zwei Tage stattfindende Entleerung gewährleisten, dann muß mit einem Einlauf mit einer Klistierspritze oder einem Irrigator nachgeholfen werden.

Da aber zum Morgenprogramm die Ingwer-Ausleitungskekse an erster Stelle dazugehören, ist die Anwendung der Einläufe oder der Klistiere nur in ganz hartnäckigen Fällen nötig, erfahrungsgemäß bei 10 bis 20 % der Faster.

DAS ABFÜHREN ODER PURGIEREN

Flohsamen

Eine Spitzwegerichart aus dem Mittelmeerraum (Plantago afra)
Verwendet wird der Samen: Semen Psyllii

Da hat uns Hildegard mit dem Flohsamen, dem Semen Psyllii, ein wunderbares Mittel in die Hand gegeben. Es kommt jetzt nur noch darauf an, daß mindestens 35 Gramm Flüssigkeit pro Kilogramm Körpergewicht und Tag zugeführt werden. Dann kann der Flohsamen entsprechend quellen, gibt Füllstoff für den Darm, kann selbst noch Schleim abgeben, und schon drängt er massiv ins Freie.
Vom Flohsamen nehmen wir, wenn nötig, dreimal täglich einen Teelöffel voll mit jeweils einem Glas Tee oder Wasser. Dabei aber immer den Flohsamen in den Mund nehmen und so schnell wie möglich hinunterspülen, da er sonst überall im Mund, wo es feucht ist, hängenbleibt.

Gebißträgern wird empfohlen, vor der Einnahme des Flohsamens das Gebiß herauszunehmen, da sie sonst noch sehr lange einen »Genuß« davon haben. Einzelne Körnchen schieben sich unters Gebiß, quellen und heben es etwas hoch. Diesen Tip gab mir eine findige Patientin, natürlich Gebißträgerin, die diese Erfahrung gemacht hatte und sich eine »eigene Technik der Einnahme« ausgedacht hatte.

Den Flohsamen heben wir uns aber in der Regel hauptsächlich für die Zeit der Aufbaukost nach einem Fasten auf. Aber auch sonst, wenn der Darm nicht genügend entleert, leistet er gute Hilfe.
Wichtig bei einer Darmverstopfung ist natürlich auch,

DAS ABFÜHREN ODER PURGIEREN

daß wir den Patienten zum Reden bringen. Nicht umsonst sagt ein mittelalterliches Sprichwort: *»Die Beicht macht leicht!«* und das *»Von der Seele reden«*, wie es der Volksmund heute noch ausdrückt, ist bei obstipierten Patienten besonders wichtig. Jede Behandlung einer Stuhlverstopfung ist also in Wirklichkeit schon eine Psychotherapie. Oftmals kommt nach einem ausführlichen Gespräch auch eine spontane Darmentleerung. Wenn man den Darm dann erst einmal zum Arbeiten gebracht hat, hat man schon mehr als die Hälfte aller Probleme gelöst, der Patient hat gelernt, »loszulassen«.

Einläufe mit Klistier und Irrigator

Wenn beim Fasten zwei oder mehr Tage kein Stuhlgang kam, wird es Zeit, daß wir etwas anderes dagegen tun. Hier gibt es zwei Möglichkeiten:

1. Einlauf mit der Klistierspritze: Sie ist ein Gummiball mit einem Einfüllstutzen. Wir füllen ihn mit lauwarmem Wasser (oder Kamillentee) so, daß keine Luft mehr im Ball ist. In einer Hockstellung schieben wir den Einfüllstutzen tief in den After (ca. 7 cm) hinein und entleeren den Inhalt in den Mastdarm. Dies machen wir eventuell – je nach Größe des Gummiballes – zwei- bis viermal und versuchen dann, so lange wie möglich den Inhalt im Darm zu halten, damit sich die Verhärtungen und Verklumpungen etwas lösen können. Erst wenn es nicht mehr geht, entleeren wir den Inhalt in die Toilette. Dies kann einige Male wiederholt werden, bis wir das Gefühl haben, daß der Darm leer ist.

Danach haben wir beim Fasten nur sehr selten am

DAS ABFÜHREN ODER PURGIEREN

nächsten Tag noch einmal eine Entleerung. Es muß sich eben erst wieder etwas ansammeln. Aber am übernächsten Tag kommen dann schon wieder die 50 Gramm.

2. Einlauf mit dem Irrigator: Der Irrigator ist ein größeres Gefäß, das bis zu einen Liter faßt und einen langen Schlauch mit einem Einfüllstutzen am Ende des Schlauchs hat. Der Einlauf mit dem Irrigator sollte möglichst von einer anderen Person gemacht werden. Der Patient liegt auf der Seite, unter sich ein Gummituch, um Verschmutzungen zu vermeiden. Der Einfüllstutzen wird mit Vaseline eingefettet und tief in den After des Patienten eingeführt (ca. 7 cm). Die Schlauchklemme, die bis dahin verhindert hat, daß der Inhalt des Irrigators ausläuft, wird entfernt und der Irrigator mit Inhalt ca. 40–50 Zentimeter hochgehalten. Dadurch läuft der Inhalt in den Mastdarm. Alles andere ist dann wie beim Klistier.

Schlußbemerkungen zum Abführen

Um dieses Kapitel noch zu vervollständigen, muß auch noch ein Wort zu den allgemeinen Abführmitteln und deren Wirkung auf den Darm gesagt werden.

Die normalen Abführmittel reizen die Darmschleimhaut zur Absonderung von Schleim und führen somit ab. Dies ist aber ein Reiz, bei vielen Patienten sogar ein Dauerreiz, der niemals gesund sein kann. Es wird mit diesen Mitteln – egal, ob chemisch oder pflanzlich – die Darmschleimhaut so gereizt, wie die Nasenschleimhaut bei einem Schnupfen. Es wird quasi ein künstlicher Darmkatarrh damit erzeugt. Dieser ist auf Dauer natürlich äußerst schlecht für die Schleimhaut und setzt die

DAS ABFÜHREN ODER PURGIEREN

Widerstandskraft sehr herab, die Darmflora wird zerstört und die Leber überlastet.

Anders dagegen bei unserem Flohsamen. Er quillt und regt alleine schon durch seine Masse den Darm zur Peristaltik an. Außerdem gibt er jede Menge Schleim an die Darmschleimhaut ab, schleimt somit den Darm aus und schont damit die Darmschleimhaut und die Darmflora. Deswegen sind Fastenkuren mit täglichen oder fast täglichen Darmspülungen nicht gesund. Die gesamte Darmflora wird zerstört und muß dann hinterher wieder mit lebenden Darmbakterien mühsam aufgebaut werden.

Aus diesem Grunde ist auch eine Antibiotika-Behandlung wirklich nur im äußersten Notfall vorzunehmen, weil sie, wie einer meiner Lehrer, Prof. Dr. Mommsen, einmal sagte: *»Feind und Freund tötet.«* Und: *»Bakterien sind in weitaus größerem Maße Gesundheitserreger als Krankheitserreger.«*

Alle schädigenden Stoffe sollten möglichst schonend aus dem Körper wieder entlassen werden. Wenn man die hier aufgeführten Wege richtig nutzt, braucht man keine Abführmittel. Die meisten Menschen nehmen anfangs sowieso nur deswegen Abführmittel, weil sie diese für sie etwas peinliche Angelegenheit so schnell wie möglich hinter sich bringen möchten, wenn sie schon nicht ganz zu vermeiden ist. Deswegen fängt das richtige Entleeren eigentlich im Kopf an. Man muß erst von der dringenden Notwendigkeit und der gesundheitsfördernden Wirkung einer richtigen Ausscheidung überzeugt sein, bevor man sich damit soviel Arbeit macht.

Flüssigkeitshaushalt des Körpers

Da beim Fasten mit der getrunkenen Flüssigkeit eigentlich alles steht und fällt, gilt natürlich der Leitsatz: »Viel trinken ist Pflicht!«

Die heilige Hildegard rät uns, viel zu trinken. Sie sagt: »*Aber der Mensch soll sich auch nicht übermäßig das Getränk vorenthalten, wovon Schwerfälligkeit im Denken und Handeln resultiert.*«

Auch bei Tisch sollte der Mensch, wie sie sagt, viel trinken. Ich zitiere: »*Denn wenn der Mensch bei Tisch, nämlich zwischendurch beim Essen, nicht tränke, würde er schwerfällig in geistiger und körperlicher Hinsicht. Es würde auch keinen guten Blutsaft herbeiführen, und er könnte darum keine gute Verdauung haben. Trinkt der Mensch aber zu viel beim Essen, dann macht das in den Säften seines Körpers einen üblen Schwall von Sturmfluten, so daß die rechten regelmäßigen Säfte in ihm zersprengt würden.*« Also empfiehlt sie auch hier wieder »das richtige Maß«, die »discretio«.

Für den Verdauungstrakt benötigt der Mensch unwahrscheinliche Mengen Flüssigkeit. Im einzelnen sieht dies etwa so aus:

Im Mund wird pro Tag, immer berechnet nach dem Körpergewicht des Patienten, etwa 1–1,5 Liter Speichel erzeugt. Im Magen auch ca. 1–1,5 Liter Magensäfte und

FLÜSSIGKEITSHAUSHALT DES KÖRPERS

dieselbe Menge von ca. 1–1,5 Liter in der Galle, die dann über die abfließenden Gallengänge in den Zwölffingerdarm fließen. Über dieselben Wege kommen dann noch 2–3 Liter Verdauungssaft von der Bauchspeicheldrüse dazu, die gleichfalls in den Zwölffingerdarm fließen, und dort, im Zwölffingerdarm, und im Dünndarm werden nochmals 2–3 Liter Verdauungsflüssigkeit, extra von den Darmdrüsen erzeugt, produziert.

Wenn man dies nun zusammenzählt, sind dies im geringsten Fall ca. 7 Liter Flüssigkeit, im Höchstfall 10,5 Liter. Dies ist ein ganzer Wassereimer voll. Das muß man sich einmal bildlich vorstellen!

Zum Glück hat unser Körper das ausgeklügeltste Recycling, das man sich vorstellen kann. Jeder Tropfen Flüssigkeit wird immer wieder, wenn er seine Pflicht als Verdauungssaft in irgendeiner Form erfüllt hat, weiter verwendet und wird dann dorthin transportiert, wo er gerade gebraucht wird.

Der ganze Transport zu den verschiedenen Verdauungssaftdrüsen läuft natürlich über den Kreislauf, der eben *die* Hauptverkehrsstraße im Körper darstellt. Wenn jetzt der Mensch zu wenig Flüssigkeit zu sich nimmt, ist dieser Verkehrsweg unterversorgt und leidet Mangel. Im Klartext ausgedrückt, muß er eben sparen, wo es geht, um alle körpereigenen Funktionen irgendwie zumindest mit einem Notprogramm aufrechtzuerhalten.

Der Kreislauf leidet unter Flüssigkeitsmangel. Da nützt auch ein eingenommenes Kreislaufmittel sehr wenig, solange diese fehlende Flüssigkeit nicht in ausreichendem Maße aufgefüllt wird. Wird der Mensch aber entsprechend versorgt, benötigt er oftmals keine Kreislaufmittel mehr.

Über die verschiedensten Wege verliert der Mensch im Laufe des Tages einige Flüssigkeit. Diese Wege sind:

FLÜSSIGKEITSHAUSHALT DES KÖRPERS

1. Die Haut, die mit etwa 2 Quadratmetern Fläche neben dem Darm das größte Ausscheidungsorgan des Körpers ist und täglich eine ganze Menge Wasser an die Umgebung abgibt, auch wenn man *nicht* schwitzt. *Wenn* man aber schwitzt, dann ist die natürliche Wasserabgabe noch höher als normal.

2. Bei jeder Ausatmung wird auch Wasser mit weggeatmet, denn die empfindlichen Schleimhäute wollen es immer feucht haben. Am besten zu sehen ist dies bei kaltem Wetter im Freien, wenn jede Ausatmung sichtbar wird.

3. Die harnpflichtigen Abfallstoffe, die über die Nieren ausgeschieden werden bzw. werden sollten, benötigen eine gewisse Menge Wasser und

4. braucht der Körper auch noch eine Menge Wasser für den Darm, damit es nicht staubt, wenn Sie zur Toilette gehen.

Der Mensch besteht selbst im Gewebe aus ca. 60 % Wasser, und das muß eben auch immer wieder aufgefüllt werden. Die Flüssigkeit, die über die Ausscheidungen, wie eben aufgezählt, abgegeben wird, beträgt, wenn der Mensch nicht weiter schwitzt und normal trinkt, täglich ca. 35 Gramm (= Milliliter) pro Kilogramm Körpergewicht und pro Tag. Wenn er weniger trinkt, kann der Körper natürlich auch nicht soviel ausscheiden. Er spart, wo er kann und kann dadurch seine vielfältigen Aufgaben, die immer mit einer gewissen Menge Flüssigkeit verbunden sind, nicht so erfüllen, wie er es eigentlich sollte. Füllt er diese verlorene Menge Flüssigkeit nicht regelmäßig auf, kommt es zu Kreislaufstörungen, Gallen- und Nierensteinen, Stuhlverstopfung, welker und schlaffer Haut, aber auch zu Schrumpfungsprozes-

FLÜSSIGKEITSHAUSHALT DES KÖRPERS

sen in den Bandscheiben und den Gelenkknorpeln. Sie trocknen aus!

Ältere Menschen könnten alle noch gesünder sein, wenn sie schon immer ausreichend Flüssigkeit getrunken hätten. Auch die Damen würden sehr viel später Falten bekommen und bräuchten keine Feuchtigkeitscremes, weil eben die Feuchtigkeit schon im Unterhautgewebe wäre und die Falten von innen ausfüllen würde. Außerdem träten bei starken Medikamenten die vielen Nebenwirkungen weniger in Kraft, weil die schädigenden Stoffe schneller und besser ausgeschieden würden.

Also sollte jeder Mensch viel trinken, mindestens 35 Gramm Flüssigkeit pro Kilogramm Körpergewicht und Tag, abzüglich der Flüssigkeit in der Nahrung, die man mit ca. einem halben bis dreiviertel Liter berechnen kann. Getrunken werden sollte möglichst wenig »rohes Wasser«, wie Hildegard sagt, also möglichst kein ungekochtes Wasser. Die Flüssigkeit sollte also überwiegend mit warmen und kalten Kräutertees aufgefüllt werden.

Ich sage meinen Patienten immer, sie sollten sich ihre Tagestrinkmenge als Tee frühmorgens zubereiten, einen Teil davon in Thermoskannen zum »Warmtrinken« und den anderen Teil zum »Kalttrinken« aufbewahren. Am Abend muß alles ausgetrunken sein. Nur so hat man ein Maß dafür, daß man auch ausreichend trinkt. Weil wir von »Maß« sprechen: Auch Bier ist abgekochtes Wasser. Dagegen ist also ab und zu gar nichts einzuwenden, solange man gewisse Grenzen dabei einhält.

Oftmals bestehen Flüssigkeitsdefizite über Jahre hinweg, und dadurch, daß dann zu wenig ausgeschieden wird, kommt es zu Ablagerungen von harnpflichtigen Stoffen im Gewebe. Diese stören natürlich alle Funktionen und rufen dadurch die mannigfaltigsten Beschwer-

FLÜSSIGKEITSHAUSHALT DES KÖRPERS

den hervor. Deshalb ist es am Anfang so wichtig, daß man erst einmal sein Trinkmaß findet. Wenn man sich daran gewöhnt hat, fordert der Körper von ganz alleine sein Recht und verlangt nach mehr Flüssigkeit.

Ich sage meinen Patienten, die über Jahre hinweg immer zuwenig getrunken haben und nun mannigfache Beschwerden haben, daß sie innere »Mülldeponien« haben, eventuell sogar schon »Sondermülldeponien«. Wir müssen diese »ausschwemmen« oder »ausmisten«, wie einstmals der Held Herkules in der griechischen Sage, der einen Fluß durch den Stall des Königs leitete, um den ganzen Dreck herauszubekommen.

Allerdings können sich nicht alle Patienten, speziell nicht die älteren, sofort von einem halben Liter Flüssigkeit pro Tag auf 3 Liter umstellen. Dies muß langsam geschehen, da sonst das Herz die großen Mengen Flüssigkeit nicht verkraften kann. Es muß deshalb in dieser Phase speziell gestützt und gestärkt werden. Hier leistet der Herzwein vorzügliche Dienste, aber auch ein Weißdorn-Präparat aus der »normalen« Naturheilkunde ist oftmals angebracht.

Ein Beispiel hierzu:

Eine junge Patientin, 18 Jahre jung, groß und fast 100 Kilogramm Gewicht, kam in die Praxis, hatte massive Kreislaufbeschwerden mit einem Blutdruck von 90/60 oder gar 80–70/50–40. Sie fiel gelegentlich einfach um, weil ihr »schwarz vor Augen wurde«. Stuhlgang hatte sie einmal in der Woche, sehr hart und mit leicht blutenden Hämorrhoiden.

Meine Verordnung: zwei Wochen täglich 4 Liter Flüssigkeit und sonst kein Medikament einnehmen!

Nach zwei Wochen kam ein Anruf: Blutdruck 120/80,

FLÜSSIGKEITSHAUSHALT DES KÖRPERS

keinerlei Kreislaufbeschwerden mehr und täglich einmal gutgängiger Stuhlgang ohne Reizungen und ohne Hämorrhoiden-Blutungen. Medikamente waren also total überflüssig. Es lag wirklich nur am Flüssigkeitsdefizit des Körpers, daß die normalen Funktionen nicht richtig ablaufen konnten.

Früher sagten die Alten, daß jemand, der schlechten Stuhlgang habe, soviel trinken müsse, daß es die Nieren nicht mehr schaffen könnten. Dann müsse er die Flüssigkeit über den Darm abgeben.

Ich sage auch immer spaßeshalber zu meinen Patienten, daß selbst das schönste Mädchen zu 60 % aus Wasser bestehe. Der Rest sei nur ein Haufen Staub, und nur durch das Wasser sei das Leben darin möglich.

> Als drastischen Vergleich erzähle ich, daß eine Hausfrau nie auf den Gedanken käme, mit einem Eimer Wasser einen Hausputz zu veranstalten. Das erste Zimmer würde wohl noch sauber werden, im zweiten würde man den Dreck schon gleichmäßig verteilen, und ab dem dritten Zimmer würde alles noch viel schmutziger werden. Im Haus würde man so etwas gar nicht versuchen, aber dem Körper mutet man dies zum Teil über Jahrzehnte hinweg zu.

In der Nahrung ist natürlich auch eine ganze Menge Flüssigkeit enthalten, die man bei dieser Berechnung berücksichtigen sollte. Man schätzt, daß ca. ein halber bis dreiviertel Liter Flüssigkeit mit der Nahrung schon zugeführt wird, und diese Menge können wir dann bei unserer Rechnung abziehen. Denn selbst ein trockenes Stück Brot enthält noch Wasser, sonst wäre es wie Zwieback.

Auch zum Abnehmen ist eine große Menge Flüssigkeit äußerst wichtig. Man muß sich nämlich vorstellen, daß

FLÜSSIGKEITSHAUSHALT DES KÖRPERS

jedes Kilo, das abgenommen wird, vom Körper erst einmal auf seine Wiederverwendbarkeit geprüft wird. Das heißt also, wenn ich 1 Kilo real abnehme (also nicht nur Gewebeflüssigkeit verliere), dann muß der Körper 2–3 Kilo abbauen. Die Inhaltsstoffe werden genauestens geprüft, 2 Kilo werden wieder eingelagert, da die Inhaltsstoffe für den Körper zu wertvoll sind, das restliche Kilo wird dann ausgeschieden. Diese ganzen Kilos müssen immer über den Kreislauf bewegt werden, der natürlich seine normalen Aufgaben trotzdem noch erfüllen muß, und dieser wird dadurch enorm belastet. Wenn dann noch zu wenig getrunken wird, kommt es zu massiven Kreislaufstörungen. Deshalb haben viele Faster nach einigen Tagen enorme Schwierigkeiten mit ihrem Kreislauf – aber eben nur, wenn zu wenig Flüssigkeit zugeführt wird. Das beste Mittel zum Abnehmen ist sowieso Flüssigkeit in jeder Form. Wenn mich in der Praxis jemand fragt, wie er am besten abnehmen könne, sagte ich immer: »Mit viel Flüssigkeit!«

Dann erzähle ich den Patienten, daß sie jedesmal, wenn sie Hunger verspüren, erst einmal ein großes Glas voll Wasser oder, noch besser, kalten oder lauwarmen Tee trinken sollten. Dann können sie noch soviel essen, solange sie noch Hunger haben. Wenn vorher die Flüssigkeit im Magen ist, kommt diese Grenze schneller, und sie essen weniger. Sie müssen natürlich diese Grenze auch genau einhalten – und das ist das Schwierige an dieser Sache.

Ich hatte schon Patienten in der Praxis, die mit dieser Methode, natürlich sehr langsam, in einem Jahr zwischen 10 und 20 Kilo abgenommen haben.

Reaktionen des Körpers

Alle Faster bekommen irgendwann – die einen früher, die anderen später – irgendwelche Reaktionen, die man als eine Antwort des Körpers auf das Fasten verstehen muß. Hierbei muß man sich aber erst einmal allgemein mit der Reaktion befassen.

Jede Aktion ruft eine Re-Aktion hervor.

In der biologischen Medizin sagt man, daß jede chronische Erkrankung durch eine Therapie irgendwelcher Art erst aktiviert, das heißt, in den akuten Zustand zurückversetzt werden muß, bevor sie ausheilen kann. Akut werden heißt also immer Verschlimmerung. Das ist nicht sehr angenehm für den Patienten, und man muß in dieser Phase dem Patienten zureden und ihm im wahrsten Sinne des Wortes zur Seite stehen, damit er diese Durststrecke überwindet.

Jeder, der einmal eine Kur in irgendeinem Kurort mitgemacht hat, hat erfahren müssen (wenn er die Kur richtig gemacht hat und sich strikt an die Anweisungen seiner Therapeuten hielt), daß nach zwei bis drei Wochen eine Verschlimmerung seiner Beschwerden aufgetreten ist. Viele Kurgäste schimpfen dann, daß es ja jetzt schlimmer sei als vor der Kur – und das stimmt sogar. Eine Kur ist eben eine biologische Behandlung, und man kann auch nur biologisch reagieren, das heißt also, mit einer

REAKTIONEN DES KÖRPERS

Erstverschlimmerung. Diese Erstverschlimmerung findet man in der klassischen Badekur genauso wie in der homöopathischen Behandlung – und natürlich auch bei einer Fastenkur.

> Wenn Ihnen kalt ist und Sie steigen in die Badewanne mit warmem Wasser, bekommen Sie als Re-Aktion erst einmal eine Gänsehaut. Dann entspannt sich die Haut, wird wieder glatt, und eine wohlige Wärme durchströmt Ihren Körper. Das ist genau dasselbe – zuerst tritt die Erstverschlimmerung ein, die in diesem Fall wohl nicht sehr lange anhält, die uns aber deutlich aufzeigt, wie so etwas abläuft.

In diesem Sinne sind die verschiedenen Reaktionen der Teilnehmer eines Fastenkurses oder einer Fastenkur zu verstehen. Im allgemeinen reagieren die verschiedenen Organe auch verschieden auf die Fastenkur. Die Atmung wird zum Teil enorm vertieft, weil die Vitalkapazität steigt und der Körper mehr Sauerstoff in dieser Zeit verbraucht. Außerdem müssen größere Mengen an Kohlendioxid, also gasförmige Schlackenstoffe, abgeatmet werden. Auch andere entstehende »Abgase« werden weggeatmet, und die Ausatemluft wird manchmal dadurch etwas »anrüchig«. Ebenso werden die Haut und auch alle anderen Ausscheidungen im Geruch etwas intensiver.

Die Schilddrüsenhormone nehmen etwas ab, der Stoffwechsel wird verlangsamt, der Energiehaushalt reduziert, die Kälteempfindlichkeit wird dadurch gesteigert. Die Insulinproduktion wird verringert, da es im Augenblick nicht gebraucht wird. Die Sexualhormone werden gleichfalls verringert, und das sexuelle Verlangen nimmt etwas ab, was sich bei vielen Fastern durch ruhigere Träume bemerkbar macht. Der Menstruations-

REAKTIONEN DES KÖRPERS

rhythmus kann sich etwas verschieben, pendelt sich aber hinterher wieder ein, doch werden die Zyklusbeschwerden reduziert oder verschwinden ganz, und auch Wechseljahrsbeschwerden werden verringert.

Der Schlaf-Wach-Rhythmus wird etwas durcheinandergebracht. Einige Faster brauchen weniger Schlaf, andere Faster viel mehr als zuvor. Auch die Stimmungsschwankungen können von leicht depressiv bis himmelhochjauchzend gehen, wobei die Euphorie meist überwiegt. Einige Teilnehmer eines Fastenkurses und auch ich selbst als mitfastender Leiter dieses Kurses bekamen am dritten und vierten Tag allgemeine Schwäche mit »Wackelknie« und beim Laufen das Gefühl des Zusammenbrechens. Dies hielt ungefähr zwei Stunden an, danach kam es zu einer entgegengesetzten Reaktion: Wir hatten das Gefühl von unheimlicher Leistungsfähigkeit und psychischer Hochstimmung. In dieser Phase neigt man sehr stark dazu, sich selbst zu überschätzen.

Der Urin wurde zwischendurch immer wieder einmal ganz dunkel und roch sehr intensiv. Zum Teil sehr sauer. Dies ist dann eine starke Phase der Ausscheidung, die bei solchen Fastenkuren immer wieder vorkommt und ganz normal ist.

Bei einigen jüngeren Teilnehmerinnen kam die Periode durch das Fasten einige Tage zu früh und war viel stärker und viel dunkler und klumpiger als normalerweise. So etwas ist beim Fasten eine ganz normale Ausscheidungsreaktion. Der Körper reinigt sich, und die anderen Ausscheidungsorgane werden entlastet.

Eine Fasterin hatte plötzlich sehr starke Knieschmerzen mit einer Schwellung. Nachdem auch sie etwas mehr getrunken hatte, nahm dieser Schmerz genauso plötzlich wieder ab, wie er gekommen war. In der Naturheilkunde sagt man, daß die Knie mit den Nieren zusammenhän-

REAKTIONEN DES KÖRPERS

gen und man solle keine Kniebehandlung machen ohne nicht auch die Nieren mitzubehandeln.

Einige Teilnehmer bekommen während eines solchen Kurses immer wieder starke Hustenreaktionen mit enormem Auswurf, ohne daß eine Erkältung vorliegt. Auch dies ist eine Ausscheidungsreaktion, in diesem Fall eben über die Schleimhäute der Bronchien.

Viele haben während eines solchen Kurses auch Magenschmerzen mit saurem Aufstoßen, obwohl nur die Fastensuppe und der Fencheltee getrunken werden. Hier helfen die Fencheltabletten nach der heiligen Hildegard zur Unterstützung: mehrmals täglich immer drei Tabletten in den Mund nehmen und lutschen, erstmals morgens nüchtern drei Tabletten nehmen. Diese Reaktion tritt aber in der Regel nur bei solchen Fastern auf, die vorher schon »stocksauer« waren, das heißt, deren gesamter Körper und speziell der Verdauungstrakt übersäuert waren.

Ein trockener Alkoholiker hatte während eines Fastenkurses Bedenken, daß der Herzwein ihm schaden könnte, da er ja durch die kleinste Menge Alkohol wieder rückfällig werden könnte. Ich konnte ihn beruhigen und schickte ihn mit seiner Flasche Herzwein in die Küche des Meditationshauses, um den Herzwein nochmal zwei bis drei Minuten aufzukochen. Durch das Aufkochen verdampft der ganze Restalkohol, ohne daß dadurch die Wirkung beeinträchtigt würde. Der einzige Nachteil: Er ist nicht mehr so lange haltbar und demzufolge für den baldigen Verbrauch bestimmt. Man muß in einem solchen Fall eben nur immer soviel »ent-alkoholisieren«, wie man in den nächsten sechs bis acht Tagen verbraucht.

Bei immer wieder auftretenden Reaktionskopfschmerzen hilft ein Punkt an der Hand, den der Faster selbst

REAKTIONEN DES KÖRPERS

drücken kann und der oft erstaunlich schnell eine Entspannung und Entkrampfung im Kopf mit sich bringt. Um diesen Punkt zu finden, muß man erst den Winkel der beiden Knochen suchen, den Daumen und Zeigefinger an der Hand auf der Außenseite der Hand bilden (für Akupunkteure: Dickdarm 4). Von diesem Punkt geht man Richtung Zeigefingerspitze genau auf den Knochen ca. 1 cm nach vorne und findet dort, wenn man Richtung kleiner Finger tastet, eine leichte Vertiefung im Fingerknochen. Genau dies ist unser gesuchter Punkt. Er muß nun in Richtung der gegenüberliegenden Seite der Hand gedrückt werden, erst an der linken Hand, dann anschließend an der rechten Hand. Es schmerzt in der Regel etwas, speziell an der linken Hand, und man drückt ihn im Ein-Sekunden-Rhythmus. Oft läßt dadurch ein Kopfschmerz fast schlagartig nach, die Menschen haben das Gefühl, als ob es heller um sie herum würde.

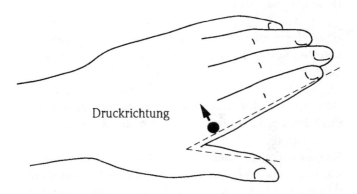

Kopfschmerzpunkt in Richtung kleiner Finger rhythmisch drücken, erst an linker Hand (bei Rechtshändern), dann an rechter Hand. Bei Linkshändern umgekehrt.

REAKTIONEN DES KÖRPERS

Einige Faster sind während eines solchen Kurses unwahrscheinlich müde und wollen viel schlafen. Das ist wieder »*die Stimme unserer Seele*«, also unser Instinkt, der einfach viel Schlaf fordert, und dem sollten wir nachgeben. Der Körper braucht dies eben in dieser Phase des Fastens. Manch einer verspürt sehr viel Durst, und die errechnete Menge mit 35 Gramm Flüssigkeit pro Kilogramm Körpergewicht und Tag reicht nicht aus. Auch dem sollte man nachgeben und einfach so viel trinken, wie der Körper verlangt. Er sagt uns schon zur rechten Zeit, wann er genug hat. Dann haben wir eben keinen Durst mehr.

Ein Faster bekam einen sehr starken Schnupfen, ohne aber eine Erkältung zu haben. Dies war auch eine starke Ausscheidungsreaktion, die »fast« normal ist und ein Zeichen dafür, daß der Faster im Nasennebenhöhlenbereich eine alte Störung hatte, die jetzt durch das Fasten und durch Bertram in der Fastensuppe gelöst wurde. Hildegard sagt über Bertram:

»Und einem Menschen, der viel Schleim im Kopf hat und Bertram häufig ißt, dem mindert er den Schleim in seinem Kopf.«

Durch das Fasten wurde dieser alte Herd ausgeräumt, und der Faster hatte später auch keine Beschwerden mehr damit.

Eine Fasterin, die wegen ihrer ständigen Allergien fast ständig ein corticoidhaltiges Medikament einnehmen mußte, hatte während des Fastenkurses nicht einen einzigen Anfall und mußte dadurch nicht einmal ihr Medikament einnehmen. Einem zweiten Faster, der eine allergische Bronchitis hatte, erging es ebenso.

Auch die Blutdruckreaktionen während eines Fasten-

REAKTIONEN DES KÖRPERS

kurses nach der heiligen Hildegard sind recht interessant. Bei fast allen Fastern kommt es zu einer Blutdruckregulierung zum Normalen hin. Bei Hypotonie, einem zu niedrigen Blutdruck also, kommt es in der Regel erst einmal zu einem weiteren Absinken des Blutdrucks. In dieser Phase ist der Herzwein, zusammen mit körperlicher Betätigung, Wechselduschen, Trockenbürsten usw., eine sehr große Stütze, und man braucht nur in seltenen Fällen noch etwas anderes dazuzugeben.

Nach Überwindung der ersten Fastenreaktion mit Kopfschmerzen, eventuell sogar Magenschmerzen und leichter Übelkeit, steigt dann der Blutdruck wieder, oftmals sogar einiges über die Anfangswerte, und stabilisiert sich. Das ist auf die Dinkel-Fastensuppe mit den Gewürzen und auch auf die allgemeine Reinigung zurückzuführen. Bei Hypertonie, dem zu hohen Blutdruck, geht er langsam aber sicher etwas nach unten und liegt nach einer Woche Hildegard-Fasten unter dem Anfangswert und bleibt dort auch in der Regel.

Bei manchen Fastern werden während des Fastens versteckte Krankheitsherde aufgewühlt, die zum Teil starke Schmerzen verursachen, z. B. an den Mandeln, den Zähnen oder den Nebenhöhlen, und dann eventuell sogar fachlich behandelt werden müssen.

Abgenommen haben die Faster natürlich auch, allerdings nicht alle. Einige hatten schon vor dem Kurs Untergewicht. Hier konnte man nach einigen Tagen eine Gewichtsabnahme von etwa einem Kilogramm ermitteln, das aber nach einer Woche wieder zugenommen war. Andere Faster, die mit Übergewicht anfingen, hatten in dieser Woche bis zu 5 Kilogramm an Gewicht verloren.

Alle fühlten sich gereinigt. Die Haut roch ganz anders –

REAKTIONEN DES KÖRPERS

reiner und sauberer. Der Darm nahm mit der ersten Mahlzeit wieder seine normale Tätigkeit auf.

Fast alle Faster bekommen erst einmal recht wirre Träume. In dieser Phase bauen sie die Spannungen, die sie vorher hatten, ab, und der ganze Körper fängt an, sich zu harmonisieren. Die Harmonisierung von Körper und Seele bemerkt man daran, daß der Faster auf einmal schönere Träume hat und auch öfters aufwacht und dann gerne an seine Träume denkt.

Therapien und Übungen

Das Morgen- und Tagesprogramm

Das Morgenprogramm sollte etwa so aussehen:

1. Nach dem Aufwachen (noch im Bett): Dehnen – Strekken – Gähnen.
2. Morgen-Übung zur Darmentleerung:
   Unmittelbar vor dem Aufstehen den Shiatsu-Punkt für die Darmentleerung drücken.
3. Beine in die Höhe (bei niedrigem Blutdruck).
4. Wenn nötig (nach Angabe und Rücksprache mit dem Fastenleiter) den Ingwer-Ausleitungskeks mit einem Schlückchen Herzwein nehmen. Danach wieder mit der Wärmflasche ins Bett.
5. Darmentleerung, eventuell mit Unterstützung durch die Darmgymnastik.
6. Trockenbürsten.
7. Schleimhaut-Regie nach Dr. Vogler.
8. Duschen (eventuell im Wechsel heiß – kalt).

Dehnen – Strecken – Räkeln – Gähnen

Dies sollte am Anfang eines jeden Morgens stehen, bevor wir uns aus dem Bett erheben. Dadurch kommt der

THERAPIEN UND ÜBUNGEN

Kreislauf gleich etwas in Schwung, und viele muskuläre Spannungen lösen sich. Bei manchen Leuten kommt es dabei sogar zu einer Art Eigen-Chiropraktik an der Wirbelsäule, das heißt, leicht verschobene Wirbel gehen dadurch sofort wieder in ihre richtige Lage zurück und verhindern dadurch, daß wir tagsüber Schmerzen in diesen Bereichen bekommen. Der Grund, daß dies morgens *vor* dem Aufstehen so leicht geht, ist der, daß wir durch die Bettwärme in der Nacht sehr entspannt sind und noch sehr geschmeidig. Dadurch können sich zu diesem Zeitpunkt leichte Fehlstellungen sehr oft von selbst korrigieren.

Sie werden nur sehr selten einen Hund oder eine Katze sehen, die nach einem längeren Liegen und Schlafen sofort aufspringen. Sie werden gemächlich aufstehen, sich erst einmal dehnen, strecken und räkeln. Danach schütteln sie sich meist noch etwas, und dann sind sie bereit zum Laufen oder Springen. Lernen wir von unseren Hausgenossen, und wir werden sehen, daß auch uns dies sehr guttut.

Schleimhaut-Regie nach Dr. Vogler

Jeden Morgen mit einer weichen Zahnbürste den Gaumen und den Zungengrund leicht abreiben. Speziell beim Fasten bildet sich oftmals ein starker Belag, der auch noch einen üblen Geschmack im Mund hinterläßt. Aber Vorsicht! Wenn die Zunge zu fest abgerieben wird, kommt es zu Verletzungen, da die Schleimhaut in diesem Bereich äußerst empfindlich ist.

Anschließend etwas kaltes oder lauwarmes Wasser, je nach Verträglichkeit, aus der Leitung in jedes Nasenloch

THERAPIEN UND ÜBUNGEN

hochziehen, kurz in der Nase lassen und dann kräftig schneuzen. Man kann natürlich auch etwas anderes nehmen, z. B. einen Tee, aber dies ist schon wieder zu umständlich und wird mit Sicherheit nicht allzulange durchgeführt.

Da alle Schleimhäute im Körper über die Reflexzonen zusammenhängen, kommt es durch diese Schleimhaut-reinigungen und -reizungen zu positiven Reaktionen in den Schleimhautorganen des Körpers, z. B. des Darms oder des Uro-Genital-Bereiches.

Man sollte dies auch nach einem Fastenkurs mindestens sechs Monate lang durchführen!

Kalte Abwaschung bei Schlafstörungen

Jeden Abend und auch nachts, wenn man nicht schla-fen kann, ins Bad gehen, ganz ausziehen und mit einem nassen Waschlappen den ganzen Körper kalt abwa-schen, daß die Haut feucht ist, aber nicht tropft. Ohne Abtrocknen den Schlafanzug oder das Nachthemd wie-der anziehen und sofort ins Bett gehen.

Voraussetzung für diese Kneippsche Abwaschung ist, daß die Füße warm sind, dann wirkt es erst richtig. Sollte man kalte Füße haben, vorher unbedingt zehn Minuten ein warmes Fußbad machen.

Nach 14 Uhr am Nachmittag sollte auch jemand, der unter Schlafstörungen leidet, keinerlei rohes Obst und keine rohen Salate mehr essen, weil man sonst abends schlecht einschla-fen kann. Da das rohe Obst oder die rohen Salate zu lange im Darmbereich zum Aufschließen verweilen, belasten sie diesen stark und fördern so die Schlafstörungen.

77

THERAPIEN UND ÜBUNGEN

Das Trockenbürsten am Morgen

Jeden Morgen nach dem Aufstehen mit einer Bürste den ganzen Körper abbürsten zur Anregung der Hautdurchblutung. Mit einer dem Körper angepaßten Bürste (anfangs etwas weicher, später, wenn man sich daran gewöhnt hat, kann man eine etwas stärkere Bürste nehmen) immer mit leicht halbkreisförmigen Bewegungen in Richtung *zum* Herzen bürsten. Dabei die Handfläche und die Fußsohlen nicht vergessen, da sich dort besonders viele Reflexzonen befinden, die eine massive Wirkung auf den ganzen Körper ausüben.

Wenn man das Bürsten morgens noch *vor* dem Duschen macht, ist es noch wirksamer.

Der Leberwickel

Nach dem »Essen« sollte sich jeder Faster mit einem feuchtheißen Wickel auf der Leber etwa eine halbe Stunde hinlegen.

Dazu befeuchtet man ein zusammengefaltetes Frotteehandtuch mit heißem Wasser, gibt es so auf den Oberbauch und legt zur Erhaltung der Wärme noch eine mit heißem Wasser halbgefüllte Wärmflasche darauf.

Die Entgiftung beim Fasten macht sich oft durch Kopfschmerzen bemerkbar. Durch Leberwickel und entsprechend viel Flüssigkeitszufuhr kann man dem sehr gut entgegenwirken bzw. dafür sorgen, daß es erst gar nicht so weit kommt.

Durch die feuchte Wärme des Leberwickels wird die »Kloake der Leber«, die Galle, zur Sekretion angeregt und entgiftet. Sie entschlackt dadurch die größte Drüse

THERAPIEN UND ÜBUNGEN

des menschlichen Körpers. Wenn diese gut entschlackt ist, kann sie ihre Entgiftungsaufgaben, die beim Fasten besonders groß sind, besser bewältigen.

Das heiße Fußbad

Bei der Behebung von Schlafstörungen ist Voraussetzung, daß man warme Füße hat, sonst hilft absolut nichts. Deshalb sollte man in solchen Fällen abends mindestens 10 Minuten lang ein warmes oder sogar ein heißes Fußbad nehmen, bis Wärmewellen durch den Körper von den Füßen ausgehen. Dies alleine hilft schon bei allen Schlafstörungen, da die meisten Störungen von zu kalten Füßen kommen. In sehr vielen Fällen ist gar keine weitere Behandlung und sind auch keine Medikamente mehr nötig.

Sollte dies trotzdem noch nicht helfen, dann kann man eventuell noch eine kalte Abwaschung nach Pfarrer Kneipp machen.

Ein heißes Fußbad von ca. 10 Minuten sollte man auch während des Fastenkurses immer wieder zwischendurch machen, wenn man Kreislaufbeschwerden oder Kopfschmerzen hat. Man kann es aber auch immer dann nehmen, wenn man das Bedürfnis nach Wärme hat und wenn man vor Kälte – wie es bei Fastenkursen immer wieder einmal vorkommt – bis auf die Knochen friert.

Bei Kopfschmerzen merkt man beim heißen Fußbad, wie der Schmerz oft richtig nach unten weggezogen wird.

Wenn man diesem Fußbad eine Handvoll Salz zusetzt, wird die Wirkung noch verstärkt. Es kann ganz gewöhnliches, billiges Küchensalz sein. Das wirkt genauso wie ein teures Spezialsalz.

THERAPIEN UND ÜBUNGEN

Noch günstiger und wirksamer wäre, wenn man ein sogenanntes »aufsteigendes Fußbad« machen würde. Bei
dieser Art Fußbad beginnt man mit ca. 35 Grad Wasser-
temperatur und gießt immer wieder etwas heißes Wasser
nach, bis es nach ca. 20 Minuten etwa maximal 45 Grad
erreicht hat. Anfangs kann man es natürlich noch nicht
so heiß vertragen, aber nach einiger Zeit gewöhnt man
sich sehr gut an die höheren Temperaturen. Nach diesem Fußbad, das man natürlich auch mit Zusätzen von
Salz oder Kräutern machen kann, sollte man die Füße
und die Nackenpartie ganz kurz mit kaltem Wasser abschrecken und dann sofort ins Bett gehen.
Die meisten Patienten können sofort danach entspannt
einschlafen. Ausnahme: Patienten mit einer Schilddrü-
senüberfunktion werden zuerst einmal aufgewühlt, bevor sie zur Ruhe kommen; deshalb sollten diese das Fußbad schon am späten Nachmittag nehmen.
Der alte Grundsatz »Kühler Kopf und warme Füße – und du
fühlst dich wohl« stimmt also immer noch, und man
kann mit solchen »Kleinigkeiten« sehr viele unnütze
Medikamente einsparen.

Die Wechseldusche

Bei den Wechselduschen am Morgen sollte immer das
alte Kneippsche Prinzip eingehalten werden, nach dem
man
immer mit warm beginnt,
mit kalt beendet und
immer *lange* warme und
kurze kalte Anwendungen macht.

THERAPIEN UND ÜBUNGEN

Diese Anweisungen gelten prinzipiell für *alle* wechsel-warmen Anwendungen.

Nur, wenn man sich daran hält, erzielt man auch den gewünschten Effekt. Pfarrer Kneipp ging bei seinen Anwendungen *immer* von einem gut durchwärmten Körper aus. Wenn man dieses Grundprinzip *nicht* einhält, dann schadet man sich damit mehr, als daß man sich nützt.

Ich habe es in der Praxis immer wieder erlebt, daß die Patienten erzählen, daß sie sich, um sich abzuhärten, morgens lange ganz kalt duschen. Oftmals so lange, bis ihnen kalt wird. Sie wundern sich dann, daß sie trotzdem Durchblutungsstörungen haben. Ich erkläre ihnen dann das Kneippsche Grundprinzip und weise sie darauf hin, daß ihr Körper ja gar nicht anders reagieren *kann* als mit einer Durchblutungsstörung in der Peripherie, um die Stammwärme zu erhalten.

> Menschen, die dies noch nicht gewohnt sind oder auch empfindlich reagieren bzw. schwer krank sind, sollten am Anfang das kalte Wasser nicht so kalt, wie es aus der Leitung kommt, nehmen. In solchen Fällen kann man es etwas mit warmem Wasser vermischen, damit der Temperaturunterschied nicht so kraß ist. Wenn man sich aber erst einmal daran gewöhnt hat, dann ist das eiskalte Wasser nach der Wärme eine Wohltat.

Bei der Wechseldusche sollte man also erst einmal solange warm duschen, bis man das Gefühl einer wohligen Wärme im ganzen Körper verspürt. Erst dann kann man auf kalt drehen und sich kurz kalt abduschen (maximal 30 Sekunden; wenn man vorher schon die Kälte stark merkt, auch kürzer!). Wenn man dann noch einmal warm duscht, sollte dies wieder etwas länger sein

THERAPIEN UND ÜBUNGEN

(ca. 1 Minute), um dann erneut für 10 bis maximal 30 Sekunden kalt zu duschen. Wer möchte, kann diese Prozedur (warm – kalt) dann noch ein drittes Mal anschließen.

Wenn man dies über einen längeren Zeitpunkt mit einer gewissen Regelmäßigkeit gemacht hat, wird man kaum mehr über Durchblutungsstörungen klagen können. Sollte es dann aber trotzdem einmal unangenehm werden, kann man sicher sein, daß der Körper damit sagen möchte, daß mit ihm irgend etwas nicht in Ordnung ist. Er zeigt es uns dadurch rechtzeitig an.

Die Wechselwärme ist eine richtige Gefäßgymnastik, die bei niedrigem Blutdruck sehr stabilisierend wirkt, aber auch bei erhöhtem Blutdruck einen gewissen Ausgleich schafft. Auch Leute, die über Durchblutungsstörungen klagen, können damit ohne Medikamente sehr viel dagegen tun.

Lebensmittel und Gewürze

Man sollte beim Fasten eine gewisse Tischkultur beibehalten, das heißt, daß man sich zur Fastensuppe oder auch nur zum Teetrinken an einen schön gedeckten Tisch setzen und die »Mahlzeit« dann auch sichtlich genießen sollte. Der Volksmund sagt ja: *»Wenn Mund und Leib sich laben, will das Auge auch was haben!«* Das sollten wir auch beim Fasten berücksichtigen.

Tagsüber, nach dem »Mittagessen«, aber auch nach der »Abendmahlzeit« sollte sich jeder Faster hinlegen und etwas ruhen oder sogar schlafen. Dabei sollte er sich einen feucht-heißen Leberwickel machen.

Die Fastensuppe

Beim Fasten befolgen wir die Regeln, die die heilige Hildegard uns in ihren Schriften gegeben hat. Wir sollten danach sechs bis zehn Tage nichts Festes essen, sondern nur trinken, einmal mindestens täglich, eventuell sogar zweimal auch die Fastensuppe. Sie sollte immer gut warm gereicht werden.

LEBENSMITTEL UND GEWÜRZE

Fastensuppe pro Person und »Mahlzeit«:

1 Tasse Dinkelkörner zusammen mit Mohrrüben, Bohnen, Fenchelgemüse, Sellerie (die Gemüse können zusammen oder auch einzeln in der Suppe gekocht werden, je nach Saisonangebot), Kräutern und Gewürzen wie Salz, Galgant, Quendel und Bertram ca. 20–30 Minuten kochen, abseihen und warm zum Trinken geben.

Diese Suppe wird mittags *immer* und eventuell auch abends, bei Verlangen des Fastenden nach dieser warmen Suppe, gegeben. Sie sollte vom Fastenden am Tisch noch mit den oben genannten Gewürzen abgeschmeckt und verfeinert werden können. Die Suppe sollte dadurch recht schmackhaft sein und gerne genommen werden.

Dinkel

Die Grundlage einer jeden Therapie in der Hildegard-Heilkunde sollte die langsame Umstellung der Patienten auf Dinkelkost sein. Je schwerer die Erkrankung, desto totaler die Ernährungsumstellung. Man muß jedoch ganz vorsichtig beginnen: erst einmal ab und zu, dann, wenn möglich, mindestens eine Dinkelmahlzeit pro Tag, in schweren Fällen auch zwei bis drei. Wenn man am Anfang zu radikales Umdenken verlangt, gelingt es meist gar nicht, jedenfalls bei den sogenannten »Normalköstlern«. Wenn jemand natürlich schon durch alternatives Denken vorbereitet ist, dann ist die Umstellung auf Dinkel eine Kleinigkeit. Viele Leute in diesen Gruppen kennen Dinkel schon, und man rennt offene Türen ein.

LEBENSMITTEL UND GEWÜRZE

Vom Dinkel schreibt Hildegard folgendes in ihren Heilmitteln:

»*Der Dinkel ist das beste Getreide, und er ist warm und fett und kräftig, und er ist milder als andere Getreidearten, und er bereitet dem, der ihn ißt, rechtes Fleisch und rechtes Blut, und er macht frohen Sinn im Gemüt des Menschen. Und wie auch immer die Menschen ihn essen, sei es in Brot, sei es in anderen Speisen, er ist gut und mild.*

Und wenn einer so krank ist, daß er vor Krankheit nicht essen (kauen) kann, dann nimm die ganzen Körner des Dinkels und koche sie in Wasser, unter Beigabe von Fett oder Eidotter, so daß man ihn wegen des besseren Geschmacks gern essen kann, und gib das dem Kranken zu essen, und es heilt ihn innerlich wie eine gute und gesunde Salbe.«

Dinkel ist ein uraltes Getreide, das schon vor 8000 Jahren in Mittel- und Nordeuropa verbreitet war. Weizen kam dagegen »erst« vor ca. 5000 Jahren aus dem asiatischen Raum zu uns und verdrängte durch seine größeren Erträge langsam den Dinkel. Das Dinkelkorn ist aber das menschenfreundlichste Lebensmittel, das man sich vorstellen kann – nach Tschernobyl erst recht, denn es hat kaum radioaktive Strahlen in sich aufgenommen, genauso wie sonstige Umwelteinflüsse nur wenig das Korn belasten. Es bleibt fast alles in den äußeren Spelzen hängen. Dinkel hat nämlich eine doppelte Spelzhülle: eine Deckspelz und einen Vorspelz.

Diese Spelzen sind, in Säckchen eingenäht und als Kopfkissen verwendet, sehr gut verwendbar bei Nacken-Schulter-Beschwerden, weil sie sich beim Schlafen immer optimal den Krümmungen der Halswirbelsäule und des Kopfes anpassen. Durch den doppelten Spelz ist die Anschmiegsamkeit an die Rundungen z. B. der Halswir-

LEBENSMITTEL UND GEWÜRZE

belsäule, des Kopfes und der Schulterpartie besser als bei einfachem Spelz. Dadurch kommt es beim Schlafen zu einer totalen Entkrampfung in diesem Bereich, wodurch die Durchblutung bestens funktionieren kann. Dadurch wird auch die Abwehrschwelle gehoben, so daß die Wirkungen bei Schulter-Arm-Syndromen, Kopfschmerzen bis hin zur Migräne, Nervosität und Schlaflosigkeit, aber auch bei Stauungen im Stirn- und Nebenhöhlenbereich bis hin zu Eiterungen dort, enorm groß sind. Wenn man den Spelz dann auch noch als Matratze oder als Matratzenauflage verwendet, kommt diese Wirkung dem ganzen Körper zugute und hilft, alles zum Besseren hin zu regulieren. Ja, selbst Wasser- und Erdstrahlen werden durch solch eine Auflage abgehalten. Man muß sie dann aber alle vier bis sechs Jahre austauschen.

Durch seinen hohen Silicea(Kieselsäure)-Gehalt wirkt er auch stärkend auf das Bindegewebe und auf die Haare. Zusammmen mit der besseren Durchblutung ist dies sicher auch mit ein Grund, weshalb manche sagen, daß das Dinkelkissen gut gegen Haarausfall und Probleme mit der Kopfhaut sei.

> Dinkel enthält in idealer Zusammensetzung Vitamine, Mineralien, Spurenelemente, Eiweiße, Kohlehydrate und Fette. Daneben natürlich auch eine ganze Menge Ballaststoffe.

Dinkel ist zur Wiederherstellung der Gesundheit (oder auch zu deren Erhaltung) bestens geeignet, weil er den Verdauungstrakt nicht so belastet wie andere Lebensmittel. Die Inhaltsstoffe, auch das Eiweiß, werden schon bei niedrigen Temperaturen, also bereits beim Kochvorgang, voll für die menschliche Ernährung aufgeschlos-

LEBENSMITTEL UND GEWÜRZE

sen, was bei anderen Getreidearten nicht immer der Fall ist.

Dinkel enthält übrigens 13,1% Eiweiß, viel mehr als andere Getreidearten, ein Hühnerei dagegen nur 12%.

Dinkel wurde früher meist in den unwirtlicheren Mittelgebirgen angebaut, speziell aber auf der Schwäbischen Alb. Der Ortsname »Dinkelsbühl« zeugt dort heute noch davon. Er gedeiht noch in Lagen über 1000 Meter Höhe.

Da beim ausgereiften Getreide sehr leicht die Körner ausfallen, erntete man in den letzten Jahrzehnten meist schon *vor* der Reife und reifte das Korn dann künstlich nach. Es kam dann unter dem Namen »Grünkern« in den Handel. Das am Halm gereifte Korn ist aber durch die natürliche Reifung vollwertiger als Grünkern. Man vergleiche nur einmal einen Apfel frisch vom Baum und einen im Lagerhaus künstlich gereiften, das wäre ungefähr dasselbe.

Dinkel sollte die Grundlage aller Kost bei Magen-Darm-Störungen, bei Nierenschonkost sowie bei allen Stoffwechselstörungen sein. Bei allen Hauterkrankungen und Allergien, internistischen Erkrankungen, also rundherum bei allen Erkrankungen ist Dinkel *die* Alternative. Selbst bei psychischen Erkrankungen kann man Dinkel als Basistherapie anwenden, da er nach neuesten Forschungen natürliches L-Tryptophan enthält, das in der biologischen Medizin ja als psychischer Aufheller gilt. Hildegard drückt dies etwas einfacher aus, wenn sie sagt, daß Dinkel *»frohen Sinn im Gemüt des Menschen macht«*.

Man kann eigentlich sagen, daß man Dinkel bei *allen Krankheiten* als Basislebens- und Heilmittel einsetzen kann. Bei einer Fastenkur spielt er auch eine gewaltige Rolle, da er durch seine vielen Mineralstoffe den Elek-

LEBENSMITTEL UND GEWÜRZE

trolythaushalt und durch sein basisches Verhalten den Säurebasenhaushalt des Körpers normalisiert und somit den Körper beim Fasten stabilisiert.

Dinkel ist vielseitig verwendbar. Man kann ihn verbacken als Kuchen, Brot, Brötchen oder Pfannkuchen (Dinkelmehl), man kann Suppen oder Brei (Mehl, Flocken, Schrot oder Grieß) daraus machen oder ihn auch als ganze Körner wie Reis verwenden. Man kann ihn süß oder salzig zubereiten, aber am besten immer mit Wasser kochen. Wenn man Milch mitverwenden möchte, dann diese erst nach dem Kochvorgang dazugeben.

Bei dieser Gelegenheit sollten einmal die verschiedenen Anwendungsmöglichkeiten des Dinkels kurz aufgezählt werden: Man kann ihn verwenden:

1. als ganzes Korn gekocht, statt Reis.

2. speziell in der Schweiz als »Kernotto«. Dies ist das Korn, von dem die äußere Kleienhülle abgeschliffen wurde. Das Korn ist dadurch schneller weichzukochen und als Einlage für Suppen sehr gut geeignet. Es schmeckt aber nicht ganz so würzig wie das ganze Korn, aber über Geschmack läßt sich bekanntlich streiten.

3. als Dinkel-Grütze, das ist das grob zerkleinerte Dinkelkorn.

4. als Dinkel-Schrot, das feiner ist als die Dinkel-Grütze.

5. als Vollkornmehl.

6. als Dinkel-Weißmehl, wobei zu bemerken ist, daß das Weißmehl des Dinkels – im Gegensatz z. B. zum Weizen – dieselben Inhaltsstoffe enthält wie das ganze

LEBENSMITTEL UND GEWÜRZE

Korn, mit Ausnahme einiger B-Vitamine, die speziell im Keim enthalten sind, der hier, ebenso wie beim Kernotto, entfernt wurde. Immer, wenn die heilige Hildegard in ihren Schriften sagt: »Nehme reines Semmelmehl«, dann meint sie dieses Innere des Korns, also Dinkel-Feinmehl.

7. als geschrotetes Korn, das heißt Dinkel-Grieß, von dem das Mehl abgesiebt wurde.

8. als Dinkel-Kleie, die jeder überall mitverwenden kann, der Schwierigkeiten mit dem Darm hat.

9. als Dinkel-Flocken. Das sind enthülste Kerne, die mit Dampf aufbereitet und dann zerquetscht wurden. Durch die Dampfaufbereitung sind diese quasi schon so gut wie gekocht, das heißt, daß man in diesem Fall die Flocken »roh« verwenden kann, ohne daß man sich schädigt. Denn sonst sollte man ja das rohe Korn nicht verwenden, auch wenn es oft sehr propagiert wird.

10. als Dinkel-Kaffee, der von sehr vielen Hildegard-Anhängern gerne getrunken wird; andere lehnen ihn ab. Aber dies ist reine Geschmackssache. Er wird aus gerösteten Dinkelkörnern gemacht und wird zur Zubereitung des Kaffees *nicht* gemahlen. Die ganzen Körner werden mit heißem Wasser angesetzt und etwas gekocht. Man hat am Anfang dadurch einen grünlich-braunen Kaffee, der mit etwas Milch, eventuell sogar Ziegenmilch, geschmacklich verbessert wird. Die Körner werden nicht weggeworfen, sondern am nächsten Tag wird ein Löffel voll frischer Körner den alten Körnern zugesetzt und wieder mit Wasser gekocht. So macht man es eine ganze Woche lang. Jeden Tag wird

LEBENSMITTEL UND GEWÜRZE

ein Löffel frischer Körner den alten zugesetzt und ge-kocht. Von Tag zu Tag wird dadurch der Kaffee dunkler und ist zum Schluß so schwarz wie richtiger Kaffee. Dann wird das ganze weggeworfen, und die Woche fängt wieder mit einem dünneren Kaffee von vorne an. Der Dinkelkaffee ist sehr magenschonend, da er basisch ist, und jeder, der an einer Übersäuerung des Magen-Darm-Traktes leidet, empfindet ihn als große Wohltat. Der normale Kaffee wird in solchen Fällen noch mehr Säureproduktion im Magen hervorrufen und dadurch den übersäuerten Magen noch mehr reizen.

11. als Dinkel-Bier. Wer es einmal probiert hat, schwärmt davon und möchte es immer wieder trinken. Sicher ist zu Zeiten der heiligen Hildegard von Bingen auch schon aus Dinkel Bier gebraut worden, direkt darauf hingewiesen hat sie allerdings nicht.

In der Schweiz gibt es jetzt noch einige Spezialitäten, da man dort z. B. Cornflakes aus Dinkel macht, und auch die Dinkel-Gold-Nüssli mit Honig werden gerne gegessen.
Man kann aus den Dinkelkörnern auch »Gofio« zubereiten. Die Ureinwohner der Kanarischen Inseln nannten die in einer Pfanne gerösteten Getreidekörner so. Sie wurden unter ständigem Rühren geröstet und dann zu Mehl oder Schrot weiterverarbeitet. Ähnliches weiß man ja auch von Tibet, wo die Gerstenkörner geröstet, zerstampft und dann mit dem gesalzenen Buttertee zu Tsampa verarbeitet werden.
Dieses Rösten kann man natürlich auch mit den Dinkelkörnern machen und sie dann sogar auch im »Rohzustand« zu Speisen weiterverarbeiten, da die Körner durch das Rösten ja nicht mehr roh und dadurch nach

LEBENSMITTEL UND GEWÜRZE

den Weisungen der heiligen Hildegard schon für die Ernährung voll aufgeschlossen sind. Sie können in jeder beliebigen Form so für die Ernährung verarbeitet werden. Bei sehr kranken Menschen und Säuglingen mit Magen-Darm-Störungen und Blähungen verordne ich, neben dem obligatorischen Fencheltee, auch eine Dinkelbrühe. Man koche die ganzen Körner, ca. 40 bis 50 Gramm, eventuell unter Zugabe von etwas (nur einer Prise!) Bertram und Quendel, mit 1–1,5 Liter Wasser ca. 20 bis 30 Minuten im Schnellkochtopf, bis das Wasser trüb und die Körner weich sind. Man gebe diese Flüssigkeit dem Kranken zu trinken, »... *und es heilt ihn innerlich wie eine gute und gesunde Salbe*«, wie uns Hildegard in ihren Texten wissen läßt.

Einige Patienten berichteten mir, daß sich seit ihrer Umstellung auf Dinkelkost ihr Geruchs- und Geschmackssinn enorm verbessert habe. Hautkrankheiten und innere Erkrankungen bessern sich oft zusehends.

Dinkel als ganzes Korn gekocht ist besonders wertvoll, da man ihn viel intensiver kauen muß als z. B. Reis. Dadurch kommt der nußartige Eigengeschmack angenehm zum Vorschein, dem Darm werden notwendige Schlackenstoffe und dem Körper lebenswichtige Spurenelemente zugeführt. Reis schmeckt dagegen richtig leer und fad, wenn man erst einmal auf den Dinkelgeschmack gekommen ist.

Bei der Zubereitung von Dinkel in seinen verschiedenen Formen sind der Kreativität und Phantasie der Hausfrau oder des Hausmannes keinerlei Grenzen gesetzt. Außerdem vermittelt die Hildegard-Literatur zahlreiche Anregungen.

Es gibt auch die sogenannte »Holländische Fastenkur mit Dinkel«, deshalb »holländisch« genannt, weil sie erstmals in Holland erprobt worden ist. Die Kur er-

LEBENSMITTEL UND GEWÜRZE

streckt sich normalerweise über sechs Wochen. Man ißt jeden zweiten Tag dreimal täglich Dinkel in irgendeiner Form mit Gemüse, also ganz vegetarisch, und trinkt dazwischen jede Menge Fencheltee. Alle Reizstoffe wie Kaffee, Schwarztee, Tabak usw. sollten auch an diesem Tag gemieden werden. Ebenso alles Eiweiß, außer dem Eiweiß im Dinkel und in den verschiedenen Gemüsen natürlich. Die Tage dazwischen kann man dann ganz normal essen, was man will. Mit dieser Kur hat ein Mann in Holland von 136 Kilogramm in vier Monaten 40 Kilogramm abgenommen. Durch die Umstellung auf Dinkelkost kommt es zu einer Stoffwechselveränderung und damit zu einer Normalisierung des Gewichts.

Dinkel enthält so viele verschiedenartige Kohlenhydratarten, daß beim Verdauungsvorgang ständig etwas davon an das Blut abgegeben wird und dadurch immer nur relativ wenig Insulin auf einmal gebraucht wird. Die sogenannte »Bio-Verfügbarkeit« ist also eine kontinuierliche. Ganz anders bei einem Weizenweißbrot aus raffiniertem Mehl oder auch bei weißem Zucker. Dort kommen die Kohlenhydrate fast auf einen Schlag frei, überschwemmen das Blut und erfordern hohe Mengen an Insulin. Wenn dies dann verarbeitet ist, kommt es nach kurzer Zeit zu einem Heißhunger, weil das Insulin-Angebot noch zu hoch ist. Nach einer Dinkelmahlzeit wird durch dieses langsame Aufschließen ein relativ lang anhaltender Sättigungseffekt erzielt.

Diabetiker könnten also, wenn sie ihre Nahrung auf Dinkel und Dinkelprodukte umstellen und auch noch viel Zimt verwenden, ihre Insulin-Gaben oder auch die Medikamentendosis langsam senken. Natürlich darf dies nur unter der Kontrolle des behandelnden Arztes geschehen.

LEBENSMITTEL UND GEWÜRZE

Wir essen ja sowieso zu viel und trinken zu wenig, die meisten Menschen jedenfalls. Hildegard sagt, daß wir zum Essen viel trinken sollen, im Gegensatz zur übrigen Medizin, die sagt, daß man zum Essen möglichst wenig trinken soll, da sonst die Magensäfte zu sehr verdünnt werden.

Zusammenfassend möchte ich nochmals die Eigenschaften des Dinkels auflisten:

1. Dinkel ist sehr leicht verdaulich und deshalb sehr gut bekömmlich. Selbst bei akuter Pankreatitis ist er bestens bekömmlich, ja oftmals die einzige Nahrung, die der Patient behält. Das Allgemeinbefinden bessert sich zusehends, und die Abwehrfähigkeit wird enorm gesteigert.

2. Dinkel wirkt wärmend, also kreislaufstabilisierend, wie ich vorhin schon erwähnt habe. Der Kreislauf wird normalisiert, die Haut und Schleimhaut werden besser durchblutet und heilen dadurch sehr viel schneller. So ist es auch zu erklären, daß es bei den Fastenkuren durch die Fastensuppe nach einiger Zeit zu einer regelrechten Blutdruckstabilisierung kommt.

3. Dinkel ist »fettend«, wie uns Hildegard wissen läßt. Durch den hohen Anteil an ungesättigten Fettsäuren wirkt er leistungssteigernd und fördert auch die Konzentrationsfähigkeit.

4. Dinkel ist verdauungsfördernd. Durch die reichlichen Schlackenstoffe findet eine Darmregulierung und -stabilisierung statt.

5. Da Dinkel sehr reich an essentiellen Amino- und Fettsäuren, Mineralien und Spurenelementen ist, wirkt er auch regenerierend. Nach Hildegard macht er *»gutes Muskelfleisch«*.

6. Dinkel *»macht gutes Blut«*, wie Hildegard uns wissen läßt. Er verbessert nachweisbar die Blutbildung und

LEBENSMITTEL UND GEWÜRZE

trägt wesentlich zur Normalisierung des Blutzuckers und des Cholesterin-Stoffwechsels bei. Diabetiker können mit Dinkel wesentlich Insulin einsparen.

7. Dinkel »*macht frohen Sinn und Freude im Gemüt des Menschen*«, lesen wir weiter bei Hildegard. Wir haben es hier auch mit einem psychischen Aufheller zu tun. Nach neuesten Erkenntnissen enthält Dinkel neben sehr vielen B-Vitaminen auch L-Tryptophan.

8. Durch diese sehr gute Bekömmlichkeit des Dinkels und seine vielen Vitalstoffe wirkt er natürlich allgemein kräftigend und ist somit ein ideales Diätetikum.

Thiocyanat im Dinkel

Wenn man über Dinkel spricht, muß man auch über das Thiocyanat im Dinkel sprechen, das ist eine gebundene Blausäure.

Im Frühjahr 1989 wurden viele Hildegard-Freunde durch die Meldung aufgeschreckt, daß Dinkel bzw. das darin enthaltene Thiocyanat sich schädigend auf den Organismus auswirkt. Da mit dem Dinkel der ganzen Hildegard-Heilkunde die Basis entzogen würde, fing man an, intensiver über Thiocyanat weiterzuforschen und zu suchen. Der erfolgreichste Erforscher des Thiocyanats ist Prof. Dr. Weuffen von der Ernst-Moritz-Arndt-Universität Greifswald.

Nach seinen Ausführungen kann man bisher folgendes konkret aussagen:

In allen Pflanzen und in allen Tieren ist gebundene Blausäure, sogenanntes Thiocyanat, enthalten. Da es auf die einzelne Zelle einwirkt, wirkt es auf den ganzen Körper. Die Funktion der Zelle wird angeregt. Dies hat

LEBENSMITTEL UND GEWÜRZE

sehr viele positive Auswirkungen. Es wirkt vitalisierend, denn wenn die Zelltätigkeit angeregt wird, wird jeder Lebensvorgang angeregt. Das ist besonders wichtig für die Infektabwehr, die Immunologie.
Freie Blausäure ist ein Gift, aber in gebundener Form ist sie geradezu lebensnotwendig. Die Blausäure, das Zyanin, wird im Körper zum Teil durch eine Schwefelverbindung zum Thiocyanat. Es regt also das ganze Immunsystem an, speziell das des Darmes, der ja hauptverantwortlich ist für das Wohl des Menschen. Es wirkt auch antitoxisch, hat also eine entgiftende Funktion.

Dies sind keine Vermutungen, sondern für diese Behauptungen gibt es wissenschaftliche Beweise:

In der normalen Körperflüssigkeit sind 2–3 mg Thiocyanat pro Liter Serum enthalten. Der Körper versucht, diesen Spiegel immer aufrechtzuerhalten, ein wichtiges Zeichen dafür, daß dies biologisch bedeutsam ist. Bei einer Belastung, bei Streß, bei einer Infektion usw. erhöht sich diese Menge innerhalb kürzester Zeit auf 10 bis 20 mg, in besonderen Situationen sogar bis auf 25 mg Thiocyanat pro Liter Serum. Je besser der Vorgang abläuft, desto funktionsfähiger ist das Abwehrsystem des Körpers. Je langsamer dies der Fall ist, desto schlechter steht es um diesen Menschen. Dies wurde auch im Tierversuch nachgewiesen. Tiere, die nach einer künstlich gesetzten Infektion den höchsten Thiocyanat-Spiegel hatten, bauten auch die meisten Antikörper gegen die Infektion auf, hatten diese am schnellsten überwunden und erholten sich viel schneller und besser davon.
800 Kälber, die bei ihrer Geburt 50 Kilogramm wogen, wurden 100 Tage lang mit Thiocyanat behandelt. Sie wogen dann nicht wie normal 100 Kilogramm, sondern 102

LEBENSMITTEL UND GEWÜRZE

Kilogramm und waren viel gesünder als die Vergleichs-
gruppe ohne Thiocyanat. Die Massenzunahme bei einem Jungtier ist das beste Zeichen für seinen Gesundheitszustand. Auch waren bei mit Thiocyanat behandel-
ten Tieren die allgemeinen Kosten für Medikamente
weit unter dem Durchschnitt der anderen Tiere gelegen,
was auf eine bessere Abwehrfähigkeit hinweist.

> Im Speichel und im Magen eines gesunden Menschen ist
> Thiocyanat in sehr hoher Konzentration ständig vorhanden,
> und zwar in einer Menge von 10 bis 40 mg. Es sorgt dafür, daß
> die Abwehr gegen schädigende Stoffe schon dort beginnt.

60 % des Thiocyanats entnimmt der Mensch seiner Nahrung, und 40 % entwickelt er selbst in sich. Wenn der
Mensch nicht selbst das Thiocyanat im Körper erzeugen
würde, könnte er seinen Thiocyanat-Spiegel nicht
gleichmäßig aufrechterhalten. Es gibt keinen Organismus auf der ganzen Welt, in dem kein Thiocyanat gefunden würde. Selbst im Meerwasser ist dieser lebens-
notwendige Stoff enthalten. Je mehr davon dem Körper
zugeführt wird, desto stabiler ist der Gesundheitszustand.
Durch »Fast-food-Ernährung« und durch zu einseitige
Ernährung kommt es aufgrund der zu geringen Zufuhr
von Thiocyanat zu einer Abwehrschwäche und somit zu
einer größeren Anfälligkeit als bei normaler Kost oder
sogar einer Dinkel-Ernährung. Die Konservierungsstoffe töten nämlich auch die Abwehrstoffe im Darm ab und
zerstören zum Teil das Thiocyanat.
Die Ernährung mit Dinkel, Obst und Gemüse ist außer-
ordentlich gesund, da dem Körper dadurch eine relativ
große Menge des lebensnotwendigen Thiocyanats zugeführt wird.

LEBENSMITTEL UND GEWÜRZE

Galgant

(Alpinum officinalis)
Verwendet wird der Wurzelstock: Rhizima Galganae.

Wichtigstes Gewürz in der Hildegard-Heilkunde und gleichzeitig Medikament ist der Galgant. Er enthält Bioflavonoide, Scharfstoffe und ätherische Öle. Gegenanzeigen und Nebenwirkungen sind bisher noch nicht bekannt.

Galgant, der Hauptbestandteil des Curry, gehört zur Familie der Ingwergewächse und verleiht dieser Gewürzmischung ihre typische Schärfe. Galgant-Tabletten werden als schnellwirkendes Hildegard-Herzmittel bei Schwindel, Schwäche und Herzschmerzen angewendet, also auch bei Angina-pectoris-Anfällen.

Die Wirkungen auf den menschlichen Organismus, die noch lange nicht alle erforscht sind, kann man in etwa so zusammenfassen:

1. entzündungshemmend und ausheilend nach Entzündungen.
2. krampflösend auf alle Organe und Gefäße, auch bei pseudo-epileptischen Anfällen.
3. normalisierend auf die Herzfunktion. Es werden sowohl das Herzschlagvolumen als auch die Herzfrequenz gesenkt.

Patienten, die mit einer gewissen Regelmäßigkeit Galgant nehmen, brauchen keine Nitro-Präparate mehr und vermeiden dadurch den Nitro-Kopfschmerz.

Neben der allgemein wohltuenden und für den gesamten Körper förderlichen Wirkung werden Galgant-Tabletten auch schon seit Jahren in der Notfall-Medizin mit bestem Erfolg eingesetzt.

LEBENSMITTEL UND GEWÜRZE

Da Galgant regulierend auf den Verdauungstrakt einwirkt, sind alle Ursachen von Schmerzen oder Krämpfen, die gastro-cardial sind oder auch von der Galle herkommen, ausgeschaltet. Bei einer Gallenkolik hilft Galgant allerdings nur im Vorstadium.

Da Galgant wie Pfeffer schmeckt, mag dieses Medikament nicht jeder. Man kann in diesem Fall auf den Galgant-Honig, den es mit 5, 10, 20 und 30 % Galgant-Anteil gibt, ausweichen. Den Galgant-Honig lasse ich von Patienten selbst herstellen, da dieser seine verträgliche Stärke dann selbst zusammenmixen kann. Vom Galgant-Honig sollte man ein- bis dreimal täglich drei bis vier Messerspitzen auf Brot essen. Es wirkt so gegen Durchblutungsstörungen, Krampfleiden und Erschöpfungszustände.

In dem Buch »Geheimnisse der Kloster-Medizin« kann man über Galgant und Pfeffer folgendes nachlesen: »Der modernen Labor-Medizin gelang jetzt eine überraschende Entdeckung: Sowohl Galgant als auch Pfeffer enthalten tatsächlich herzwirksame Stoffe. Ein darin befindliches ätherisches Öl kann die Verklumpung jener Blutplättchen verhindern, die beim Herzinfarkt an einer geschädigten Gefäßwand ein Blutgerinnsel, einen Thrombus, bilden und so ein Herzgefäß verschließen können.«

Bei mir war eine junge Patientin in der Praxis, die laut Neurologe epileptische Anfälle hatte, die mit dem EEG festgestellt und ständig überprüft wurden. Nach den neuesten Forschungen sollen übrigens Epilepsie und ähnliche Erkrankungen durch Kopftrauma, also einen Fall auf den Kopf mit irgendwelchen noch nicht ganz feststellbaren leichten Schädigungen, ausgelöst werden. Meine Patientin mußte natürlich ein entsprechendes Analeptikum ständig einnehmen. Mit Galgant – re-

LEBENSMITTEL UND GEWÜRZE

gelmäßig eingenommen – verschwanden die Zacken im EEG, das Analeptikum konnte abgesetzt werden, und sie durfte jetzt sogar ihren Führerschein machen. Sie nimmt sonst keinerlei Medikamente mehr. Wenn man diese neuesten Forschungen über Galgant, die ich eben aufgeführt habe, bedenkt, müßten eigentlich Epilepsie oder ähnliche Erkrankungen mit einer Verklumpung durch einen Sturz oder Fall – vielleicht schon im Kindesalter – in Zusammenhang stehen, was dann langsam aber sicher durch Galgant aufgelöst wird.

Bei allen Viruserkrankungen löst man Galgant-Tabletten oder Galgant-Honig in frischem Wasser auf und trinkt dies. Kinder bekommen Galgant-Honig in Himbeerwasser gelöst. Dadurch wird jedes Fieber erträglicher und klingt schneller ab. Aber auch die unangenehmen Nachwirkungen einer Virusinfektion werden abgeschwächt und die Zeit der Rekonvaleszenz verkürzt. Nach der Ausheilung – mit Galgant geht dies viel schneller als mit anderen Mitteln – ist der Patient körperlich und geistig sofort wieder voll einsatzfähig.

Eine frische Gürtelrose heilt mit Galgant-Wasser – getrunken und als Umschläge auf die Bläschen – innerhalb von zehn Tagen aus.

Auch bei Rückenschmerzen kann man Galgant gut einsetzen. 1 Teelöffel Galgant-Wurzel in 250 ml Wein (1/4 Liter also) 1–3 Minuten kräftig kochen, abseihen und täglich ein bis zwei Glas warm trinken.
Der Schmerz bessert sich mit jedem Schluck.

Rückenschmerzen, die ganz oder teilweise durch Ausstrahlungen innerer Organe erzeugt werden, werden durch den warmen Galgant-Wein sehr positiv beeinflußt. Ebenso Verkrampfungen der Muskulatur. Rücken-

LEBENSMITTEL UND GEWÜRZE

schmerzen, die ausschließlich durch eine Verkantung (oder – besser ausgedrückt – durch Subluxation) eines oder mehrerer Wirbel verursacht werden, sprechen darauf nur relativ wenig an.

Über Galgant wurden mir von meinen Patienten einige »Nebenwirkungen« berichtet, die ich bisher bei der heiligen Hildegard nicht gefunden hatte.

– Galgant vermindert oder beseitigt das Schnarchen:
  Abends vor dem Schlafengehen eine Tablette gelutscht, vermindert oder beseitigt er das Schnarchen, wenn keine anatomischen Veränderungen im Nasen-Rachen-Bereich die Ursache sind.

– Galgant vermindert und beseitigt Hitzewallungen der Wechseljahre:
  Dreimal täglich eine Tablette lutschen, bei einer Wallung alle fünf Minuten eine Tablette lutschen, bis die Wallung vorbei geht. Eventuell durch ein passendes homöopathisches Medikament noch unterstützen!

– Galgant bessert Halsschmerzen:
  Zwei bis drei Galgant-Tabletten in den Mund nehmen und lutschen.

Auch bei der Gallen-Migräne mit einseitigen Kopfschmerzen hat sich Galgant im akuten Fall, alle 1/4–1/2 Stunde genommen, bewährt. Wenn man dann allerdings nach der Besserung eine Tasse Kaffee trinkt, setzt die Migräne sofort mit heftigsten Schmerzen wieder ein und läßt sich dann auch mit Galgant nicht mehr vertreiben.

Galgant ist ein Medikament aus dem Schatz der Hilde-

LEBENSMITTEL UND GEWÜRZE

gard-Heilkunde, das aus meiner Praxis nicht mehr weg-
zudenken ist.

Viele meiner Patienten verwenden Galgant einfach in
ihrer Küche als Gewürz und haben somit eine Prophy-
laxe, wie sie nicht besser sein könnte. Außerdem
schmeckt das Essen mit Galgant gewürzt sehr gut. Es hat
eine gewisse Schärfe, die aber sehr angenehm ist und
nicht durstig macht, wie man es oftmals bei scharfen
Speisen erlebt.

Bertram
(Chrysanthemum cinerariifolium)
Verwendet wird die Wurzel: Radix Pyrethri.

*»Für einen gesunden Menschen ist er gut zu essen, weil er die
Fäulnis in ihm mindert und das gute Blut in ihm vermehrt
und einen klaren Verstand im Menschen bereitet.*

*Aber auch den Kranken, der schon fast in seinem Körper ge-
storben ist, bringt er wieder zu Kräften, und im Menschen
schickt er nichts unverdaut hinaus, sondern bereitet ihm
eine gute Verdauung.*

*Und einem Menschen, der viel Schleim im Kopf hat und
Bertram häufig ißt, dem mindert er den Schleim in seinem
Kopf.*

*Und auch häufig genossen vertreibt er die Brustfellentzün-
dung aus dem Menschen, und er bereitet reine Säfte im Menschen und macht seine Augen klar.*

*Und auf welche Weise immer er gegessen wird, trocken oder
in einer Speise, ist er nützlich und gut sowohl für den kranken wie für den gesunden Menschen. Denn wenn ein
Mensch ihn oft ißt, vertreibt er von ihm die Krankheit und
verhindert, daß er krank wird.*

Daß er beim Essen im Mund die Feuchtigkeit und den Spei-

LEBENSMITTEL UND GEWÜRZE

*chel hervorruft, kommt daher, daß er die üblen Säfte her-
auszieht und die Gesundheit zurückgibt.«*

Bertram sollte eigentlich auch in keiner Hildegard-Küche fehlen, denn *»es schickt nichts unverdaut aus dem
Körper hinaus und bereitet eine gute Verdauung«.*
Ich empfehle bei *jeder* Umstellung auf Dinkel-Kost auch
gleich Galgant und Bertram mit.
Bertram verordne ich regelrecht bei allen Verschleimun-
gen der Nase und der Nebenhöhlen, da Hildegard sagt:
*»Wer viel Schleim im Kopf hat und oft Bertram ißt, der min-
dert den Schleim in seinem Kopf.«*
In einem Arbeitskreis wurde angeregt, es bei Nasenne-
benhöhlenbeschwerden einmal mit einem Bertram-
Pulver zum Schnupfen zu probieren. Es wirkt enorm rei-
nigend: Bertram-Pulver hilft bei Schnupfen und Neben-
höhlenvereiterungen, aber es verbessert auch schlechte
Blutwerte.
Bertram ist zusammen mit Galgant und Quendel bei jeder Diätempfehlung mit dabei und wird von den Patienten auch sehr gerne genommen, weil diese drei Gewürze
zusammen sehr gut schmecken.
Beim Fastenkurs kommt es vor, daß einige nachts aufwachen und einen dicken, zähen, schmutzigen Schleim im
Mund haben. Dies ist die Bertram-Wirkung, von der ja
die heilige Hildegard sagt, daß er die üblen Säfte heraus-
zieht, und ist eine Reinigung im Kopf- und Nebenhöhlenbereich. Auch kommt es während des Fastens aus
demselben Grund zu schnupfenartigen Ausflüssen aus
der Nase, obwohl die Fastenden keine Erkältung haben.
Bertram wird übrigens auch als »Speichelflußwurzel«
bezeichnet. Ich finde, besser kann man die Wirkung fast
nicht ausdrücken.

LEBENSMITTEL UND GEWÜRZE

Quendel
(Thymus serpyllum)
Verwendet wird das Kraut: Herba serpylli.

Vom Quendel sagt Hildegard:

»Und ein Mensch, der krankes Fleisch am Körper hat, so daß sein Fleisch wie Krätze ausblüht, der esse oft Quendel entweder mit Fleisch oder im Mus gekocht, und das Fleisch seines Körpers wird innerlich geheilt und gereinigt werden.
Aber wer die kleine Krätze hat, das heißt den kleinen Grind, der zerstoße Quendel mit frischem Fett, und so mache er daraus eine Salbe, und er salbe sich damit, und er wird die Gesundheit erlangen.
Und wenn das Gehirn krank und wie leer ist, dann pulverisiere er Quendel, und dieses Pulver vermische er mit Semmelmehl in Wasser, und so mache er Törtchen, und er esse sie oft, und sein Gehirn wird sich besser befinden.«

Deshalb auch meine Verordnung bei *allen Hautkrankheiten*, an jedes Essen und an jedes Gebäck, wenn es paßt, Quendel zu geben, am besten mit Bertram und Galgant zusammen, dann bekommt das Essen eine ganz neue Geschmacksrichtung. Man kann damit auch ohne weiteres einmal Gäste bewirten und so, quasi durch die Hintertür, die Hildegard-Heilkunde populär machen.
Äußerlich kann man den Quendel bei kleineren Erkrankungen der Haut als Salbe – also zerstoßen und mit Butter vermischt – auftragen.

LEBENSMITTEL UND GEWÜRZE

Fenchel
(Foeniculum vulgaris)
Verwendung finden die Frucht, Fructus foeniculum,
und das Kraut, Herba Foeniculum.

*»Wenn man ihn roh ißt, schadet er dem Menschen nicht.
Und wie immer er gegessen wird, macht er den Menschen
fröhlich und vermittelt ihm eine angenehme Wärme und ei-
nen guten Schweiß, und er verursacht eine gute Verdauung.
Auch sein Same ist von warmer Natur und nützlich für die
Gesundheit des Menschen, wenn er andern Kräutern beige-
geben wird in Heilmitteln. Denn wer Fenchel oder seinen Sa-
men täglich nüchtern ißt, der vermindert den üblen
Schleim und die Fäulnis in ihm und unterdrückt den üblen
Geruch seines Atems, und er bringt seine Augen zu klarem
Sehen, von guter Wärme und von guten Kräften.«*

Fenchel hilft auch gegen Magenleiden:

*»Ein Mensch aber, der üblen Schleim in seinem kranken Ma-
gen hat, der nehme etwas Fenchel und etwas mehr Brennessel und Liebstöckel, zweimal soviel wie jene zwei, und er
mache daraus mit etwas Mehl oder etwas Brot eine Speise
und esse sie oft, und es nimmt dem kranken Menschen den
Schleim weg.«*

Von der Brennessel, speziell der im Frühjahr gewachse-
nen, sagt Hildegard, daß sie den üblen Schleim aus dem
Magen nehme. In Verbindung mit Fenchel und Liebstöckel ist es dann besonders wirksam für den Magen.

*»Sogar ein Mensch, den die Melancholie plagt, der zerstoße
Fenchel zu Saft, und er salbe damit oft Stirn, Schläfen, Brust
und Magen, und die Melancholie in ihm wird weichen.*

LEBENSMITTEL UND GEWÜRZE

Aber wenn jemand gebratenes Fleisch oder gebratene Fische oder etwas anderes Gebratenes gegessen hat und davon Schmerzen leidet, dann esse er alsdann Fenchel oder seinen Samen, und es wird weniger schmerzen.«

Nun kommt eines der Universalmittel Hildegards, das Fenchel-Mischpulver:

»Der Mensch nehme auch Fenchelsamen und zur Hälfte davon Galgant und zur Hälfte von Galgant Diptam und zur Hälfte von Diptam Habichtskraut, und dies pulverisiere er gleichzeitig und seihe es durch ein Tuch, und nach einer mäßigen Stunde des Mittagessens schütte er dieses Pulver in warmen Wein, nicht heiß, und er trinke. Und dies Pulver hält den Menschen, der gesund ist, gesund, den Kranken stärkt es, und es verschafft den Menschen Verdauung und verleiht ihm Kräfte, und es vermittelt eine gute und schöne Gesichtsfarbe, und jedem Menschen, ob er gesund oder krank ist, nützt es, wenn es nach dem Essen gegessen wird.«

Wenn man sich diese Texte einmal etwas genauer anschaut, kann man folgende Schlüsse ziehen:

1. Fenchel kann also von *jedem* Menschen ohne Schaden gegessen oder als Tee getrunken werden. Das heißt, daß ich Fenchel in *jeden* Diätplan mit einbauen kann.

2. Fenchel ist gut bei Depressionen, vor allem in Verbindung mit unterstützenden Behandlungen anderer Art, denn er macht laut Hildegard *»den Menschen fröhlich.«*

3. Fenchel ist gut für Menschen, die oft frieren.

LEBENSMITTEL UND GEWÜRZE

4. Fenchel macht guten Schweiß, er reinigt also über die Haut.

5. Fenchel fördert die Verdauung, er regt den Darm zu normaler Funktion an und sorgt dafür, daß die Aufschließung der Nahrung im Darm besser und ohne große Gärungsprozesse abläuft.

6. Er vermindert den üblen Schleim und die Fäulnis in ihm, das heißt, der ganze Magen-Darm-Trakt wird durch Fenchel ausgeheilt *»wie mit einer guten Salbe«*, wie Hildegard an verschiedenen Stellen immer wieder schreibt.

7. Fenchel macht guten Atem.

8. Fenchel verbessert außerdem die Sehkraft, weil er eben die störenden Schleime vermindert und die Durchblutung normalisiert.

In der »kleinen Hildegard-Apotheke« wird Fenchel-Frischsaft gegen Melancholie und Schwermut aufgeführt. Ein- bis dreimal täglich Stirn, Schläfen, Brust und Magengrube einreiben, mindestens vier Wochen lang. Dies hat sich in der Praxis als sehr positiv erwiesen, und wer es einmal gemacht hat, kommt immer wieder darauf zurück.

Alleine aus diesen Punkten kann man ersehen, wie wichtig Fenchel für den Menschen ist.
Fenchel wirkt auch gut in Verbindung mit anderen Heilkräutern. Ein Universalmittel ist eine Mischung aus Fenchel, Galgant, Diptam und Habichtskraut, das *Fenchelmischpulver*, das auch im Handel als Fertigmischung erhältlich ist. Es wird angewendet bei Angina pectoris, Infarktpatienten, gegen Thrombose, Bluthochdruck,

LEBENSMITTEL UND GEWÜRZE

Managerleiden, Nierenleiden und Abwehrschwäche. Zur Stoffwechsel- und Kreislaufverbesserung, besonders in der Rekonvaleszenz nach Krankheiten und Operationen, ist Fenchel ideal. Auch bei häufigen Schweißausbrüchen, die ja immer auch ein Schwächezeichen sind.

Rezept:

Fenchelsamen-Pulver	8 Teile
Galgant-Pulver	4 Teile
Diptamkraut-Pulver	2 Teile
Habichtskraut-Pulver	1 Teil

2–3 Tafelmesserspitzen Pulver in einem Likörglas warmen Herzweins eine Stunde nach dem Mittagessen nehmen.

»Aber auch wer Husten hat, der nehme Fenchel und Dill in gleichem Gewicht, und er füge ein Drittel Andorn bei, und er koche das mit Wein, und dann seihe er es durch ein Tuch und trinke es, und der Husten wird weichen.«

Rezept:

Fenchel	3 Teile
Dill	3 Teile
Andorn	2 Teile
in Wein kochen.	

»Wenn eine Speise, die einen verdorbenen Saft enthält, einem Menschen im Kopf Schmerzen macht, soll er gleiche Gewichtsteile Salbei, Majoran und Fenchel nehmen und mehr als das Gesamtgewicht davon Andorn. Den zu einem Brei verriebenen Kräutern fügt er genügend Butter hinzu oder, wenn er diese nicht hat, mache er nach Zusatz von Fett aus diesem eine Salbe, reibe damit den Kopf ein, und er wird sich besser befinden. Denn Salbei, Majoran und Andorn

LEBENSMITTEL UND GEWÜRZE

sind trockener Natur und trocknen deshalb die vorgenann-
ten Säfte aus. Der Saft des Fenchels aber ist feucht, und die-
ser mildert die Wirkung der eingetrockneten Säfte. Daher er-
leichtern sie, wenn aus ihnen mit Butter oder Fett, die heil-
sam sind, eine Salbe bereitet wurde, den vorgenannten
Kopfschmerz.«

Also bei Kopfschmerzen durch verdorbene Speisen:

Rezept:

Salbei	1 Teil
Majoran	1 Teil
Fenchel	1 Teil
Andorn	3 1/2 Teile

Kräuter zu einem Brei verreiben, Butter oder Fett zugeben und zu einer Salbe verrühren. Mit dieser Salbe den Kopf einreiben. Erleichtert den Kopfschmerz.

»Unter Beigabe von genügend Honig in Wein stark kochen,
so daß keine Bitterkeit darin ist (also soviel Honig hinein-
geben, daß es nicht mehr bitter schmeckt), *9 Tage und 9*
Nächte stehen lassen, abseihen und trinken bei Leber- und
Lungenschmerzen.«

»Aber wenn er in der Leber oder der Lunge starke Schmerzen
hat, dann trinke er 9 Tage jeden Tag. Aber bevor er frühmor-
gens trinkt, esse er ein wenig, und dann trinke er. Aber
abends esse er genug, und wenn er schlafen geht, trinke er
genug davon.«

»Wenn er aber in der Lunge mäßig und in der Leber Schmer-
zen hat, soll er auf ebendiese Weise jeden dritten Tag trin-
ken, und dies tue er oft, und er wird geheilt werden, es sei
denn, Gott will nicht.«

LEBENSMITTEL UND GEWÜRZE

Süßholz-Zimt-Ysop-Fenchel-Wein

Rezept:

Süßholz	2 Teile
Zimt	3 Teile
Ysop	4 Teile
Fenchel	10 Teile

»Und wenn jemand in der Brust hustet, so daß er dort zuerst Schmerz zu empfinden beginnt ...«

Liebstöckel-Salbei-Fenchel-Wein:

Rezept:

Liebstöckel	1 Teil
Salbei	1 Teil
Fenchel	4 Teile

Solange in guten Wein legen, bis dieser den Geschmack der Kräuter angenommen hat, abseihen und von diesem Wein erwärmt nach dem Essen trinken bei *»Husten, daß er in der Brust Schmerzen hat«*. Bei mäßigem Husten kalt trinken.

Hier noch der Vollständigkeit halber die Inhaltsstoffe von frischen Fenchelknollen pro 100 Gramm:

Vitamin A		0,8 mg	
Vitamin C	93	mg	= Tagesbedarf an Vitamin C
Kalzium	109	mg	
Eisen		2,7 mg	
Kalium	494	mg	
Magnesium	49	mg	
Phosphor	51	mg	

LEBENSMITTEL UND GEWÜRZE

Zimt

(Cinnamomum zeylanicum)
Verwendet wird die geschälte Rinde: Cortex Cinnamomi.

»Und wer ihn oft ißt, (dem) mindert er die üblen Säfte und bereitet gute Säfte in ihm.«

Ein Eßlöffel Zimt pro Tag senkt nach meinen Erfahrungen spürbar den Blutzucker. Wahrscheinlich gibt es deshalb in Mexiko so wenig Diabetiker, weil dort zu jeder Süßspeise immer ganze Zimtstangen gereicht werden. Mexiko ist das Land mit dem höchsten »Pro-Kopf-Verbrauch« an Zimt.

»Und ein Mensch, dem der Kopf schwer und stumpf ist, so daß er den Atem schwer durch die Nase ausstößt und einzieht, der pulverisiere Zimt und esse dieses Pulver oft mit einem Bissen Brot, oder er lecke es in seiner Hand, und es löst die schädlichen Säfte, durch die sein Kopf stumpf ist, auf.«

Zimt hilft also auch bei Beschwerden im Nasen-Rachen-Raum und bei einem schweren Kopf.

Mutterkümmelpulver

(Cuminum cyminum)
Verwendet werden die Früchte: Fructus cumini.

»Der Kümmel ist von gemäßigter Wärme und trocken. Für den Menschen, der dämpfig ist, ist er gut und nützlich und gesund zu essen, auf welche Weise er auch immer gegessen wird. Aber jenem, der Schmerzen im Herzen leidet, schadet er, wenn er ihn ißt, weil er das Herz nicht vollkommen er-

110

LEBENSMITTEL UND GEWÜRZE

wärmt, das immer warm sein muß. Für den Gesunden ist er jedoch gut zu essen, weil er ihm einen guten Verstand bereitet und jenem milde Wärme einbringt, der zu warm ist. Aber jenem schadet er, der krank ist, wenn er ihn ißt, weil er die Krankheit in ihm auflodern läßt, ausgenommen jenem, der in der Lunge leidet.

Ein Mensch, der gekochten oder gebratenen Käse essen will, streue Kümmel darauf, damit er nicht davon Schmerzen leidet, und so esse er. Wer jedoch unter Übelkeit leidet, der nehme Kümmel und zu dessen dritten Teil Pfeffer und zu einem vierten Teil des Kümmels Bibernell, und dies pulverisiere er und nehme reines Semmelmehl, und er schütte dieses Pulver in das Mehl, und so mache er mit Eidotter und mäßig Wasser Törtchen, entweder im warmen Ofen oder unter der warmen Asche, und er esse diese Törtchen. Aber er esse auch das vorgenannte Pulver aufs Brot gestreut, und es unterdrückt in den Eingeweiden die warmen und kalten Säfte, die dem Menschen die Übelkeit verursachen.«

Dies schrieb die heilige Hildegard über den Kümmel. Da sie aber auch noch ein eigenes Kapitel über den Schwarzkümmel verfaßt hat, ist hier sicher Mutterkümmel gemeint.

Der Käse sollte, speziell in der Aufbauzeit nach dem Fasten, immer zusammen mit Mutterkümmelpulver gegessen werden. Wir sollten dabei aber auch nicht den Hinweis der heiligen Hildegard vergessen, wann wir den Mutterkümmel *nicht* essen dürfen. Jeder muß dies allerdings für sich selbst entscheiden. Wenn er ihn *nicht* essen darf, muß er aber auch zwangsläufig den Käse meiden, da dieser erst durch Mutterkümmelpulver gut zu verarbeiten ist.

LEBENSMITTEL UND GEWÜRZE

Der Herzwein nach der heiligen Hildegard

Da die alten Römer den Wein von Italien nach Deutschland brachten, er aber hier durch die geringere Sonneneinstrahlung viel weniger Süße hatte als der gewohnte italienische Wein, war es damals üblich, Gewürzweine zu trinken. Da man diese erst durch das Erwärmen zur vollen Geschmackswirkung gebracht hat, kochte oder erwärmte man meist den Wein zusammen mit den Gewürzen. Da die Gewürze damals auch sehr teuer waren, war es auch eine Sache des Ansehens, soviel Gewürze wie möglich in den Wein zu geben, um damit kundzutun, daß man sich so etwas leisten konnte. Verspürte man aber eine Krankheit in sich, dann gab man dem Wein heilsame Kräuter bei und hatte so eine Art Medizinwein.

Erst durch die heilige Hildegard wird der *warme* Medizinwein, der oftmals viel wirksamer ist als der kalte, in die Naturheilkunde eingeführt. Den einzigen warmen Medizinwein, den wir kennen, ist der Glühwein in der Adventszeit, der Jägertee in den Skigebieten der Alpen und der Grog mit Rum bzw. eventuell noch mit Zitrone im norddeutschen Raum. Alle diese Getränke trinkt man auch bei Erkältungskrankheiten, wobei die Geheimnisse des richtigen Würzens für Heilzwecke dabei meist nicht mehr beachtet werden, sondern es geht dabei nur noch um das Heiße und um den Alkohol.

Gerade meine älteren Patienten in der Praxis schätzen den Herzwein nach der heiligen Hildegard von Bingen. Viele machen ihn sich regelmäßig selber und haben es ihm zu verdanken, daß sie sich sehr viel wohler fühlen und daß sie dadurch manch anderes Medikament, gerade auch solche mit vielen Nebenwirkungen, einsparen. Hier das Rezept zum Selbermachen. Dabei möglichst

LEBENSMITTEL UND GEWÜRZE

mit zugedecktem Kochtopf arbeiten, da sonst zu viel Flüssigkeit verdampft und man einen Herzwein-Extrakt bekommt.

Rezept:

Man nehme ca. 8–10 Stengel frische Petersilie (natürlich mit allem Kraut) und koche sie in 1 Liter gutem Weißwein zusammen mit 1–2 Eßlöffel reinem Weinessig (je nach Geschmack und Süße des Weines). 10 Minuten bei zugedecktem Kochtopf kräftig kochen.

Vorsicht: Schäumt sehr stark!

Danach noch ca. 80 bis 100 Gramm reinen Bienenhonig hinzufügen und nochmals bei kleiner Flamme vier bis fünf Minuten kochen. Mit dieser geringen Menge Honig können den Herzwein auch ohne weiteres Diabetiker einnehmen. Wer möchte, kann natürlich etwas mehr Honig dazugeben, maximal aber 300 Gramm auf die oben angeführten Mengenangaben. Dann aber eventuell auch etwas mehr Weinessig dazugeben.

Heiß und sorgfältig abseihen und noch heiß in gut gereinigte Flaschen mit Schraubverschluß abfüllen und verschließen. Die Flaschen vor dem Abfüllen mit ca. 1 Teelöffel reinem Alkohols ausschwenken und den Alkohol zur Konservierung in der Flasche lassen.

Es ist darauf zu achten, daß man auch wirklich *reinen* Weinessig nimmt, keinen Weinessig-Verschnitt, wie er auch immer wieder verkauft wird. Man muß sich das Kleingedruckte auf dem Etikett genau anschauen.

Bei Beschwerden regelmäßig zwei- bis dreimal täglich oder auch bei Bedarf öfter einen Eßlöffel nehmen. Der Herzwein kann auch unbedenklich über längere Zeit oder auf Dauer eingenommen werden.

LEBENSMITTEL UND GEWÜRZE

Indikationen: Die positiven Wirkungen sind so vielseitig, daß man nur staunen kann. Herzwein hilft bei:

- Wetterfühligkeit bis hin zum Föhn,

- Hyper- und Hypotonie (also auch bei zu hohem und zu niedrigem Blutdruck wirkt er ausgleichend),

- bei Ödemen leichterer Art, also Gewebe-Schwellungen,

- bei Nierenschwäche,

- bei Schlaflosigkeit und nervösen Störungen und

- bei allen Herz- und Kreislaufstörungen.

Auch meine schwangeren Patientinnen bekommen Herzwein während der gesamten Schwangerschaft und fühlen sich dadurch sehr wohl, haben viel weniger Beschwerden als der Durchschnitt und überstehen die für manche doch sehr schwere Zeit bestens. Durch den Kochvorgang und das Abfüllen in die mit Alkohol gereinigten Flaschen ist auch der Alkoholgehalt relativ gering – ca. 1–2 Prozent.

Das Rezept für den Herzwein bekommen die Patienten, die es haben möchten, von mir direkt in die Hand. So können sie aktiv ihren Gesundheitszustand mit einer selbstgefertigten Medizin fördern. Der Patient *tut* etwas für sich und seine Gesundheit. Er weiß genau, welche Bestandteile in seinem Medikament enthalten sind, und das Mißtrauen vieler Patienten gegen fertige Medikamente ist dadurch gegenstandslos geworden.

Mein Apotheker, der Herzwein und auch andere Hilde-

LEBENSMITTEL UND GEWÜRZE

gard-Medikamente für den Verkauf selbst herstellt, ist über die Wirkung des Herzweins erstaunt und meint, daß gerade durch den *Kochvorgang* von Wein, Honig, Petersilie und Weinessig irgendwelche, bisher unbekannte aber relativ stark herz- und kreislaufwirkende Bestandteile, eventuell sogar Glykoside, freigesetzt werden müßten. Anders könne er sich diese zum Teil erstaunlichen Wirkungen, von denen die Patienten immer wieder erzählen, nicht erklären. *Ohne* Kochen des Honigs ist die Wirkung lange nicht so gut. Daran ist wieder zu erkennen, daß Hildegard ganz präzise Anweisungen gibt. Je genauer man sich daran hält, desto besser ist die Wirkung.

»Habermus«-Frühstück

Rezept:
Mengenangaben pro Person

0,3–0,4 Liter Wasser
ca. 50 Gramm Dinkelflocken (möglich ist auch geschroteter Dinkel, dann muß aber die Kochzeit um einige Minuten verlängert werden)
1 geschnittener Apfel
2–3 Messerspitzen Galgant-Pulver
2–3 Messerspitzen Zimt
2–3 Messerspitzen Bertram
1 Teelöffel Honig

Alles zusammen 2–3 Minuten kochen und vor dem Essen einen Eßlöffel Flohsamen unterheben.

Dieses »Habermus« ist ein ideales Frühstück, nicht nur an den Aufbautagen, sondern auch sonst, und ist spezi-

LEBENSMITTEL UND GEWÜRZE

ell für Schulkinder am Morgen bestens geeignet. Sie werden satt, und durch die langsame Aufschließung des Dinkels im Körper hält das Sättigungsgefühl relativ lange an und belastet den Körper nur sehr wenig.

Dadurch verhindert man auch die große Müdigkeit nach dem Essen, die hervorgerufen wird durch ein zu schnelles Aufschließen der Kohlenhydrate und durch eine Ansammlung des Blutes im Verdauungstrakt, welches dann im Gehirn fehlt.

Salz

«Das Salz ist sehr warm und etwas feucht, und es ist nützlich zu mancherlei. Aber wenn ein Mensch die Speisen ohne Salz ißt, macht es ihn innerlich lau, aber wenn er mäßig gemischt mit Salz ißt, stärkt und heilt es ihn. Wer aber eine zu stark gesalzene Speise ißt, den macht es innerlich dürr und schadet ihm, und es fällt das Salz wie Sand auf die Lunge und trocknet die Lunge aus, weil die Lunge Feuchtigkeit fordert, und es schadet der Lunge und macht sie dämpfig.

Und wenn es auf die Leber fällt, schadet es auch dieser etwas, obwohl die Leber stark ist und obwohl sie das Salz verkraftet.

Daher muß jede Speise so gesalzen werden, daß die Speise mehr Geschmack hat, als daß Salz in ihr gespürt wird. Aber das über dem Feuer gebratene Salz (Siedesalz) ist heilsamer als das rohe Salz, weil die Feuchtigkeit, die in ihm war, ausgetrocknet wurde, und wenn ein Mensch es mit Brot oder mit irgendeiner Speise mäßig ißt, ist es für ihn gut und gesund.

Das Salz ist wie Blut und wie eine Wasserblume, und daher verleiht es dem, der es mäßig gebraucht, Kräfte. Aber für den, der es unmäßig gebraucht, ist es wie eine Überschwemmung und wie ein Sturm.»

LEBENSMITTEL UND GEWÜRZE

Hildegard sagt also:	Wenig Salz	*ja*
	Ohne Salz	*nein*
	Zuviel Salz	*nein*

»*Aber das helle Salz hat größere Wärme als anderes Salz, und es hat auch eine gewisse Feuchtigkeit, und es ist nützlich zum Gebrauch des Menschen und für alle Heilmittel, so daß, wenn diesen etwas davon beigefügt wird, sie um so besser sind, und so ist es auch kostbarer als das andere Salz, wie die Gewürze die anderen Kräuter übertreffen. Und wenn ein Mensch etwas von diesem Salz mit irgendeiner Speise oder mit Brot ißt und nicht ohne andere Würze, dann stärkt und heilt es ihn und hilft seiner Lunge. Wenn er es aber unmäßig und ohne Mischung ißt, dann macht es seine Lunge in ihm welk und schadet ihm.*«

Hier läßt Hildegard uns wissen, daß man das Salz nicht pur, sondern immer in einer Mischung mit anderen Gewürzen in den Speisen nehmen sollte.

Aus diesem Grunde ist an unserer Fastensuppe auch etwas Salz, neben den Standardgewürzen Galgant, Bertram und Quendel.

Sellerie
(Apium graveolens)
Verwendet werden die Früchte: Fructus Apii.

»*Der Sellerie ist warm, und er ist mehr von grüner als von trockener Natur. Er hat viel Saft in sich, und roh taugt er für den Menschen nicht zu Essen, weil er so üble Säfte in ihm bereitet.*
Gekocht aber schadet er dem Menschen nicht beim Essen, sondern verschafft ihm gesunde Säfte.«

LEBENSMITTEL UND GEWÜRZE

Aus diesem kleinen Abschnitt über Sellerie geht hervor, daß er gekocht gut sei und dem Menschen »gesunde Säfte verschafft«. Deshalb können wir in unserer Fastensuppe auch Sellerie mitkochen.

Apfel

Vom Apfelbaum schreibt die heilige Hildegard:

»Aber die Frucht jenes Baumes ist zart und leicht verdaulich, und roh gegessen schadet sie einem gesunden Menschen nicht, denn wenn der Tau in seiner Kraft steht, das heißt, weil seine Kraft von Beginn der Nacht bis fast zum Tagesanbruch zunimmt, dann wachsen die Äpfel durch den Tau, das heißt, sie werden reif. Und daher sind für gesunde Menschen die rohen Äpfel gut zu essen, weil sie aus starkem Tau gekocht sind. Aber die gekochten und gebratenen sind sowohl für die Kranken als auch für die Gesunden gut. Aber wenn sie alt und runzlig werden, wie es im Winter geschieht, dann sind sie roh für Kranke und Gesunde gut zu essen.«

Wir sollten deshalb zur Vorbereitung auf einen Fastenkurs ein bis zwei Tage nur Äpfel essen. Nach den neuesten Lebensmittelforschungen entgiftet das im Apfel enthaltene Pektin den Darm. Deshalb ist der Apfel auch für die Vorbereitungstage sehr wichtig. Für diese Zeit sind am besten runzelige, also schon gelagerte Äpfel geeignet.

Für den ersten Aufbautag zum Fastenbrechen ist dann der Bratapfel natürlich als allererste »Mahlzeit« das beste, was man sich vorstellen kann.

Über den Apfel gab es vor einigen Jahren eine sehr schöne Studie, die besagte, daß man den Tagesbedarf an Vit-

LEBENSMITTEL UND GEWÜRZE

amin C decken kann, wenn man täglich *sechs* Äpfel einer gewöhnlichen Sorte ißt. Wenn man dagegen eine Sorte namens »Ontario«, die bisher noch nicht überzüchtet wurde, ißt, genügt ein einziger Apfel pro Tag, um dieselbe Menge an Vitamin C seinem Körper zuzuführen. Da genau ist für mich der Unterschied zwischen einem *Nahrungs*mittel und einem *Lebens*mittel.

Die Aufbaukost

Am ersten Aufbautag sollte es zum Frühstück einen Bratapfel mit viel Zimt geben. Den Zimt sollte der Faster selbst auf den auseinandergelegten Apfel streuen, denn schon das Auseinanderlegen und Mit-Zimt-Bestreuen ist eine Zeremonie, die von jedem genossen wird. Der Bratapfel entwickelt einen Duft, den jeder Faster genußvoll tief einzieht, und dann wird jedes kleinste Stückchen des Apfels mit einem solchen Hochgenuß gegessen, daß man als außenstehender Beobachter nur schmunzeln könnte. Diese Wohltat des Fastenbrechens muß man einmal so erlebt haben, um sie richtig verstehen zu können.

Mittags kann man dann eine ganz normale Fastensuppe essen, nur läßt man nun die Körner und das Gemüse in der Suppe und würzt nicht mehr ganz so stark mit Galgant, Bertram und Quendel.

Abends kann man schon einmal etwas Käse mit Dinkelbrot essen, aber den Käse natürlich *immer* mit Mutterkümmelpulver zur besseren Verdauung. Man sollte auch sonst, nicht nur an den Aufbautagen, seinen Käse mit Kümmel oder mit Mutterkümmelpulver genießen. Er schmeckt sehr viel besser und bekommt auch besser. Die normalerweise auftretenden lästigen und zum Teil

DIE AUFBAUKOST

schmerzhaften Blähungen bleiben aus, und das Essen wird vom Körper besser aufgeschlossen.

Für die Aufbautage sollten Dinkelbrot, Mutterkümmelpulver und Dinkelflocken oder Dinkelschrot fürs »Habermus« vorhanden sein. Außerdem natürlich Äpfel und Flohsamen.

Nach dem Fasten haben wir hoffentlich gelernt, auch langsamer und bedächtiger zu essen. Da beim Menschen erst nach ca. 20 Minuten der Sättigungseffekt einsetzt, sind die meisten Deutschen, aber auch viele Bewohner anderer Industriestaaten, zu diesem Zeitpunkt schon längst »überfressen«. In südlichen Ländern dagegen läßt man sich viel Zeit zum Essen, was richtig ist. Deshalb gibt es in diesen Regionen weniger dicke Menschen und weitaus weniger Fälle von Verdauungsbeschwerden und Magengeschwüren.

Nach einem solchen Fastenkurs müssen wir wieder lernen, richtig zu kauen und richtig zu essen. Schließlich fängt die Verdauung ja im Mund an, das wird oft vergessen.

Wenn Sie ein Stückchen Vollkornbrot solange zerkauen, bis Sie nur noch einen Brei im Mund haben, schmeckt dieser auf einmal süß. Das ist der Beweis einer richtigen Vorverdauung im Mund. Durch das Speichelferment Ptyalin werden die Kohlenhydrate schon im Mund in Polysaccharide aufgespalten, das heißt in Malzzucker. Erst im unteren Bereich des Verdauungstraktes werden dann diese Polysaccharide in Monosaccharide, das heißt in Traubenzucker umgewandelt. Sollte die erste Umwandlung im Mund noch nicht stattgefunden haben, weil wir zu hastig essen, muß diese Arbeit später nachgeholt werden und belastet so den ganzen Verdau-

DIE AUFBAUKOST

ungstrakt. Außerdem ist natürlich ein gut zerkleinertes Essen viel besser zu verarbeiten und aufzuschließen.

Zum Essen von rohen Speisen hat Hildegard von Bingen eine ganz andere Meinung als die meisten schulmedizinisch-naturheilkundlich orientierten Mediziner. Sie meint, daß dies dem Körper nicht bekomme, weil diese Speisen zu lange im Darm »gekocht« werden müssen und dadurch dem übrigen Körper zu viel Energie entzogen wird. Die Nahrung muß also erst einmal für die weitere Verarbeitung im Körper aufgeschlossen werden, und dabei gehen einfach zu viele Energien, die anderweitig sehr notwendig gebraucht werden, verloren. Einem kerngesunden Menschen macht dies relativ wenig aus, aber wenn jemand schon gesundheitlich angeschlagen ist, dann muß er unbedingt rohe Körner meiden.

In der Praxis erlebt man immer wieder, daß Patienten, die jeden Morgen ihr Rohkorn-Müsli essen, unter chronisch kalten Händen und Füßen leiden. Wenn man diese Menschen davon überzeugt, daß sie ihre geschroteten Körner mindestens einmal aufkochen müssen, bevor sie sie zu Müsli verarbeiten, erlebt man immer wieder, daß sie auf einmal warme Hände und Füße bekommen. Dies läßt sich mit Medikamenten, solange das Rohkorn-Müsli gegessen wird, nicht erreichen.

Den Verdauungsmechanismus kannten schon die Römer, wenn sie sagten: »*Plenus venter non studet libenter*« – »Ein voller Bauch studiert nicht gern.« Dadurch drückten sie aus, daß durch den vollen Leib das meiste Blut für die Verdauung verwendet wird und eben vom Kopf (und sicher auch aus der Peripherie, also von Händen und Füßen) abgezogen werden muß, um im Darm Verdauungsaufgaben zu übernehmen.

Die Küchengifte

Nach dem Fasten in der Aufbauphase ist es auch sehr wichtig, daß man keinerlei Küchengifte zu sich nimmt. Küchengifte sind in der Küche verwendete Nahrungsmittel, die den Körper mehr schädigen, ja sogar vergiften, und ihm keinerlei Nutzen bringen.

Wenn wir bei der heiligen Hildegard nachlesen, so finden wir fast bei jedem Lebensmittel Angaben zum Heilwert für den Menschen. Sie nennt dies »Subtilität«. Gesundheitsschädigende Lebensmittel bezeichnete Dr. Hertzka als »Küchengifte«, und es gibt wirklich keinen besseren, kürzeren und aussagekräftigeren Ausdruck dafür.

Je schwerer jemand krank ist, desto strenger muß er diese Küchengifte meiden. Einem Kerngesunden macht dies relativ wenig aus, aber jeder Kranke wird damit weiter geschädigt. Jedoch wird auch bei einem Gesunden durch ständige Zufuhr von Küchengiften die allgemeine Abwehrsituation langsam geschwächt. Eine beginnende Erkrankung wird dadurch sehr viel stärker auftreten und kann dann auch nicht so gut und schnell ausheilen. Dies geht bis hin zur Allergie und Krebserkrankung.

Zu den großen Küchengiften gehören im Frühjahr die Erdbeeren (gegen die ja auch immer mehr Menschen

DIE KÜCHENGIFTE

eine Allergie entwickeln), im Sommer die Pfirsiche, im Herbst die Pflaumen (besonders gefährlich für Patienten mit Atemwegserkrankungen) und im Winter der Lauch oder Porree. Auch die Heidelbeeren, auch Blaubeeren genannt, muß man hier mit aufzählen, da sie bei entsprechender Veranlagung oftmals Gichtanfälle auslösen. Dasselbe habe ich aber in der Praxis bei Patienten auch schon nach einer Lauch-Mahlzeit erlebt.

Wenn man Küchengifte ganz meiden will, sind als Getränk eigentlich nur Dinkelkaffee und Fencheltee erlaubt, denn alles andere ist für einen Kranken schädigend. Beim Essen sollte man als Basis möglichst Dinkel und Fenchel verwenden und sich dann bei allen anderen Lebensmitteln vergewissern, ob dies in dem speziellen Fall und für den Menschen, der krank ist, gut oder schlecht ist. Es gibt dabei natürlich noch eine ganze Menge sehr guter Lebensmittel bei Hildegard, aber nicht jedes Lebensmittel ist auch für jeden geeignet. Die heilige Hildegard gibt da sehr genaue Anweisungen.

Hildegard sagt z. B., daß man erst gegen Mittag etwas essen solle und nicht frühstücken. Viele Kinder lehnen Frühstück sowieso instinktiv ab. Man sollte sie deswegen auch nicht zwingen, etwas zu essen, wenn sie es nicht wollen, da bei ihnen der Ur-Instinkt, was ihnen bekommt und was ihnen nicht bekommt, noch besser ausgeprägt ist als bei den Erwachsenen. Dies sollte man auch nach einer Fastenkur berücksichtigen. Auch hier hat mancher hinterher auf das Frühstück noch keinen Appetit. Dann sollte er es auch ganz einfach ausfallen lassen, allerdings nie, ohne morgens etwas zu trinken, am besten Fencheltee.

Nach Beendigung der »Fastenzeit« wird fast jeder erst einmal 1–2 Kilogramm zunehmen. Dies ist alleine schon dadurch bedingt, daß der Darm am Ende einer Fastenpe-

DIE KÜCHENGIFTE

riode fast vollkommen geleert ist und es wieder zu einer normalen Füllung kommt. Dies ist aber noch kein echtes Zunehmen. Das Gewicht reguliert sich dann langsam in Richtung normal ein.

Der Einfluß des Mondes

Jeder spürt es, viele belächeln es, manch einer ignoriert es, aber es sind Tatsachen: Der Mond beeinflußt unser Leben und das Leben um uns herum viel stärker, als wir es wahrhaben möchten.

Die heilige Hildegard von Bingen gibt uns in ihren Schriften detaillierte Angaben, warum und wie wir vom Mond und seinen verschiedenen Phasen beeinflußt werden und wie wir haltbare Materialien und Lebensmittel erhalten und nutzen können. Die Anthroposophie nach Rudolf Steiner (1861–1925) weiß das schon seit Jahrzehnten und nutzt diese Erkenntnisse auch bei Saat und Ernte im biologisch-dynamischen Landbau von Lebensmitteln und bei Heilkräutern aus, von Nichtwissenden mitleidig belächelt. Aber sie haben recht!

Der Mond ist etwas mehr, als nur der »Rückscheinwerfer« der Sonne. Er beeinflußt die Gezeiten, ist also der Hauptverursacher von Ebbe und Flut. Was für Kräfte dabei wirken, können wir am besten in der Biscaya sehen, wo der Unterschied zwischen Hoch- und Niedrigwasser bis zu 15 Metern ausmacht. Wenn nun die Kraft des Mondes so stark ist, daß sie mächtige Wasserberge in die Höhe heben kann, ist es eigentlich mehr als logisch, daß auch unsere Körperflüssigkeiten durch den Mond be-

DER EINFLUSS DES MONDES

einflußt werden, ebenso wie die Flüssigkeiten in den Bäumen und anderen Pflanzen.

Auch der Zyklus der Frauen entspricht mit genau 28 Tagen (wenn keine Störungen vorliegen) dem Mondzyklus, eine normale Schwangerschaft entspricht genau 10 Mondzyklen von 28 Tagen, ebenso lange wie die Tragzeit beim Rind und beim Reh. Das Schwein hat eine Tragzeit von vier Mondzyklen, Hund und Katze etwa zwei Zyklen, das Kaninchen einen Zyklus, Damwild acht, Gemse fünf.

Nach neuesten Forschungen wird bei Tieren besonders der Orientierungssinn beeinflußt, wofür unsere Tauben, die Obstfliege und viele Weichtiere besonders gute Beispiele sind.

Mäuse produzieren bei Vollmond mehr Schilddrüsenhormone als bei Neumond. Guppy-Fische sehen bei Vollmond besonders gut gelbe Farbtöne, bei Neumond besser violette. Eine Seeigelart im Mittelmeer pflanzt sich ausschließlich bei Voll- oder Neumond fort, jedoch niemals bei Halb- oder Viertelmond.

Besonders erstaunlich ist das Verhalten des Ährenfisches an der kalifornischen Küste: Er kommt bei Vollmond an den Strand und legt dort seine Eier ab, die sich im trockenen Sand entwickeln und genau bei Neumond, also zwei Wochen später, schlüpfen und ins Meer eilen.

Hildegard läßt uns dazu wissen:

»Wenn der Mond in seiner Fülle heranwächst, nimmt auch das Blut im Menschen zu, und wenn der Mond abnimmt, wird auch das Blut im Menschen gemindert.«

Dasselbe schreibt sie auch von den *»unvernünftigen Tie-*

DER EINFLUSS DES MONDES

ren«, nur daß das Blut dort in geringerem Maße als beim
Menschen zu- und abnimmt.

*»Auch in den Bäumen, die von ihren Wurzeln aus ergrünen,
nimmt der Saft bei zunehmendem zu und sinkt bei abnehmendem Mond.«*

Bei zunehmendem Mond füllen sich also die Blutgefäße
mehr, und bei Vollmond erreicht diese Füllung ihren
höchsten Stand. Dann kommt es bei vollblütigen Menschen auch zu besonderen Reaktionen. Die »Quartals-
säufer« lassen sich vollaufen, die Selbstmordrate nimmt
zu, sexuelle und andere kriminelle Delikte vermehren
sich. Polizei und Nervenkliniken wissen anhand ihrer
Statistiken immer genau, wann Vollmond war. Sie brauchen keinen Blick in den Kalender tun.
Früher wurde das Bauholz immer im Winter bei abnehmendem Mond gefällt, weil da eben am wenigsten Saft
im Holz war. Dieses Holz faulte dann weniger und hatte
dann auch viel weniger Risse, wenn es trocknete. Solche
Baumstämme konnten dann in einem Haus leicht die
Jahrhunderte überstehen.
Ich bekam einmal von einem Freund der Familie ein
Kruzifix geschenkt. Das Stammholz dieses Kreuzes ist
aus der Türschwelle eines alten Hauses, das zusammen-
gebrochen war, geschnitten. Es ist Eichenholz und weist
nicht den kleinsten Riß auf. Das Haus mit dieser Eichen-
türschwelle wurde im Jahre 1150 erbaut. Mit Sicherheit
ist diese Eiche im Winter bei Neumond gefällt worden,
sonst wäre das Holz nicht mehr so gut und glatt, obwohl
es vollkommen unbehandelt ist. Weihnachtsbäume dagegen sollten demzufolge bei zunehmendem Mond gefällt werden, weil dann der Saft vermehrt im Baum ist
und dadurch die Nadeln besser und länger halten.

DER EINFLUSS DES MONDES

Wenn Brennholz bei abnehmendem Mond geschlagen wird, trocknet es viel schneller und läßt sich auch besser und länger aufheben. Außerdem ist in Holz, das weniger Saft enthält, also bei abnehmendem Mond oder sogar bei Neumond geschlagen wird, sehr viel seltener der Borkenkäfer oder der Holzwurm zu finden als in einem »saftigen« Holz.

Pflanzen sollte man bei abnehmendem Mond in die neue Erde setzen, weil da eben die Wurzeln besser durchsaftet werden und die Wurzelneubildung schneller vonstatten geht. Auch das Beschneiden der Bäume sollte bei abnehmendem Mond gemacht werden, weil dann weniger Saft verlorengeht und – das sind Beobachtungen, die man im Weinbau gemacht hat – es zu größerem Ertrag und zu mehr Fruchtfülle kommt.

»Edle und heilsame Kräuter, die bei wachsendem Mond ausgezogen werden, eignen sich, weil sie dann vollsaftig sind, besser zur Bereitung von Latwerge, Salben und jeglicher Arznei, als wenn man sie bei abnehmendem Mond sammelt«, schreibt Hildegard.

Daraus kann man folgern, daß die Pflanzen, die bei abnehmendem Mond gesammelt werden, viel besser und schneller trocknen. Jeder Bauer wußte früher, daß das Gras für die Heuernte, wenn es möglich ist, nur bei abnehmendem Mond geschnitten wird. Es trocknet rascher und ist lagerfähiger und besser. Bei der Ernte ist es ebenso: Alles, was bei abnehmendem Mond geerntet und eingelagert wird, hält sich besser und länger.

DER EINFLUSS DES MONDES

Hildegard schreibt dazu:

»Auch das Korn, das in der Erde von Schnittern bei wachsendem Mond geschnitten wird, liefert mehr Mehl, wie wenn es bei abnehmendem Mond gemäht wurde, weil es bei zunehmendem Mond seine ganze Vollkraft besitzt, die bei abnehmendem Mond etwas beschränkter ist. Dagegen kann es, bei abnehmendem Mond geerntet, seine Kraft besser bewahren, wie wenn es bei wachsendem Mond geschnitten wird. Korn, das bei zunehmendem Mond geerntet, aber zur Saat in die Erde geworfen wird, bewurzelt sich schneller, geht auch rascher in den Halm und bringt schneller mehr Stroh, aber weniger Ertrag, wie wenn es bei abnehmendem Mond geschnitten würde.

Was bei abnehmendem Mond geerntet und zur Aussaat verwandt wurde, keimt und wächst zwar langsamer, bringt auch weniger Halm, liefert aber größeren Ertrag an Korn, wie wenn es bei wachsendem Mond geschnitten worden wäre. Überhaupt geht jede Art von Samen, der bei zunehmendem Mond in die Erde kommt, schneller auf, wächst rascher und bringt auch, weil er bei zunehmendem Mond sich entwickelt, mehr Grün, wie wenn er bei abnehmendem Mond ausgesät würde, weil, wenn er zu dieser Zeit gesät würde, es langsamer auskeimen würde, bis er in guter Kraft weiter wächst.«

Zusammenfassend kann man also sagen:
Saatgut bei abnehmendem Mond ernten, auch die Aussaat bei abnehmendem Mond in die Erde bringen, dann gibt es wenig Stroh und viel Korn.
Früchte bei abnehmendem Mond säen, dagegen grünes Gemüse und Kräuter bei zunehmendem Mond aussäen und auch ernten.

DER EINFLUSS DES MONDES

> Bei abnehmendem Mond säen und ernten wir also:
> Getreide, Hülsenfrüchte, Kartoffeln, Zwiebeln, Rüben, Rettich usw.
>
> Bei zunehmendem Mond säen wir:
> Petersilie, Schnittlauch, Salat, Küchen- und Heilkräuter, Blumen und Rasensamen.

Geerntet wird davon bei zunehmendem Mond alles, was frisch verwendet werden soll. Alles aber, was getrocknet wird, wird bei abnehmendem Mond geerntet.

Wir müssen uns immer nur das Grundprinzip vor Augen halten, daß bei zunehmendem Mond der Saft in die Höhe steigt und bei abnehmendem Mond er wieder zurückgeht. Wollen wir nun etwas mit *viel* Saft, müssen wir bei zunehmendem Mond ernten, wollen wir etwas trocknen, bei abnehmendem Mond.

Laut Hildegard wird auch das Mark des Menschen bei zunehmendem Mond fetter, das heißt, es wird vermehrt Blut gebildet, und die ganze Abwehrsituation ist besser. Und umgekehrt schreibt sie auch: »... *wenn der Mond im Abnehmen ist, dann ist der Mensch um so schwächer.*« Daraus folgt, daß die normalen Heilungschancen bei zunehmendem Mond viel besser sind, es können jedoch auch die Reaktionen stärker sein. Man muß besondere Vorsicht walten lassen, wenn sehr starke Medikamente benutzt werden. Sie wirken bei zunehmendem Mond sehr viel stärker, und es kann dann sogar zu Vergiftungserscheinungen durch Überdosierungen kommen. Bei abnehmendem Mond müssen wir die Einzelgabe vielleicht sogar erhöhen, weil dann die Wirkung auf den Körper schwächer ist.

Beim Menschen treten Epilepsie-Anfälle bei Neumond häufiger auf. Die alte Medizin nannte Epileptiker auch »Mondsüchte«, und in der englischen Sprache deutet

DER EINFLUSS DES MONDES

das Wort »lunatic«, das soviel heißt wie »Irrer, Wahnsinniger, Geistesgestörter«, noch heute auf diese Zusammenhänge hin.

Bei Geburten ist drei Tage vor Vollmond die geringste Häufigkeit männlicher Geburten und drei Tage nach Vollmond die größte Häufigkeit (vorausgesetzt, es wird durch unsere moderne Medizin der Geburtstermin nicht künstlich verändert!) festzustellen.

Bei Tuberkulose-Kranken beobachtete man eine Zunahme von Blutstürzen bei zunehmendem Mond bis zum Vollmond und auch eine Verschlimmerung der Gesamtreaktionen, dagegen stellte man eine allgemeine Abschwächung dieser Reaktionen bei abnehmendem Mond bis zum Neumond fest. Alle Krankheiten unterliegen eigentlich diesem Rhythmus, und auch die Einnahme von Medikamenten sollte man entsprechend dosieren.

Bei den Naturvölkern finden die vorhochzeitlichen Riten bei zunehmendem Mond statt, und die eigentliche Hochzeit ist dann bei Vollmond, wenn also alles voll im Saft steht.

Der Unterschied zwischen normalem Fasten und Hildegard-Fasten

Worin besteht nun der Unterschied zwischen einem normalen Fasten und dem Fasten nach der heiligen Hildegard von Bingen? Wo liegen Besonderheiten, und welche Wirkungen werden damit erzielt?

Das Fasten nach der heiligen Hildegard besteht grundsätzlich darin, daß man sechs bis zehn Tage nichts Festes ißt und nur viel trinkt. Das wird auch in anderen Fastenkursen gemacht. Die wesentlichen Unterschiede bestehen aber vor allem in folgenden Punkten:

1. Beim Fasten nach der heiligen Hildegard sollte mindestens einmal täglich, eventuell sogar zweimal eine sogenannte Fastensuppe getrunken werden. Sie besteht aus einer Abkochung aus Dinkelkörnern zusammen mit etwas Gemüse, grünen Kräutern und Gewürzen. Sie ist basisch und entsäuert dadurch den Körper. Sie sollte immer gut warm gereicht werden.

2. Bei der heiligen Hildegard wird nicht mit Glaubersalz abgeführt, sondern mit den körperschonenden Ingwer-Ausleitungskeksen, eventuell unterstützt durch Klistiere oder hohe Einläufe mit dem Irrigator, in der auslaufenden Phase des Kurses und speziell zu Beginn der Aufbaukost auch noch mit Flohsamen.

NORMALES UND HILDEGARD-FASTEN

3. Jeder Fastende sollte immer eine Flasche Herzwein zur Verfügung haben, mit dem er seine eventuell auftretenden Kreislaufprobleme, aber auch Blutzuckerkrisen, wie sie immer wieder einmal während eines Fastenkurses auftreten können, sehr schnell und sehr gut in den Griff bekommen kann.

4. Bei einem solchen Kurs wird in erster Linie auch der basische Fencheltee getrunken. Die Fenchelkörner werden mit kochendem Wasser überbrüht, einmal kurz aufgekocht und ziehen dann noch 10 Minuten. Die Stärke des Fencheltees richtet sich nach dem Geschmack des einzelnen. Sie kann individuell variiert werden, wodurch die Bekömmlichkeit bei der Anwendung garantiert ist.

Durch die basische Dinkel-Gemüse-Brühe und durch den basischen Fencheltee werden die sowieso schon meist übersäuerten Menschen in ihrem Säure-Basen-Haushalt ausgeglichen und nicht, wie z. B. durch Obst-Säfte-Fasten, noch mehr übersäuert. Außerdem sind in der Brühe so viele Spurenelemente, daß durch dieses Fasten der für den Körper und sein Wohlbefinden so wichtige Elektrolyt-Haushalt im Gleichgewicht bleibt.
Aus diesen beiden Tatsachen fühlen sich Faster nach der heiligen Hildegard während und auch nach dem Fasten sehr viel wohler als bei anderen Fastenkursen.

Menschen, die schon verschiedene andere Fastenkurse und -kuren mitgemacht haben, bestätigen dies fast alle. Man hat vom ersten Tag an keinerlei Hungergefühl und fühlt sich rundum wohl – bis auf die kurzen Phasen der Fastenreaktionen. Ein Hungergefühl kommt durch das viele Trinken fast nie auf, und man fühlt sich trotz des

NORMALES UND HILDEGARD-FASTEN

Nahrungsentzugs voll leistungsfähig. Die Aussage einer Mitfasterin: »Dies ist die mildeste und angenehmste Fastenkur, die ich jemals mitgemacht habe!« fand ich besonders treffend.

Da bei einem solchen Kurs auch unbedingt meditiert werden und als Gegenpol auch viel Bewegung in Form von Wandern und meditativem Tanzen auf dem Programm stehen sollte, fühlen sich die meisten Teilnehmer unwahrscheinlich fit, vor allem, wenn der richtige Rhythmus zwischen Ruhe und Entspannung eingehalten wird.

Reflexionen auf das Fasten

Das Hildegard-Fasten sollte ca. 8–10 Tage dauern. Es ist empfehlenswert, diese kurze Fastenzeit auch vorbereitend für eine große Fastenkur zu machen. Die große Fastenkur, die möglichst in einer Klinik gemacht werden sollte, dauert dann 4–6 Wochen.

Dem Patienten soll während einer Fastenkur eigenverantwortliches Handeln zugetraut und auch zugemutet werden. *Die* Grundfrage überhaupt sollte sein, ob er sein Leben ändern will, sonst hat alles kaum einen Sinn. Wenn er aber gewillt ist, dann sollte sein ganzes Denken und Handeln darauf zugeführt werden.

Das wichtigste »Medikament« – nicht nur beim Fasten – ist der Mitmensch. Richard Beauvais sagt dazu:

»Letztlich sind wir alle hier, weil es kein Entrinnen vor uns selbst gibt. Solange der Mensch sich nicht selbst in den Augen und Herzen seiner Mitmenschen begegnet, ist er auf der Flucht. Solange er nicht zuläßt, daß seine Mitmenschen an seinem Innersten teilhaben, gibt es keine Geborgenheit. Solange er sich fürchtet, durchschaut zu werden, kann er weder sich selbst noch andere erkennen – er wird allein sein.«

Fasten kann aber nicht nur in der Enthaltsamkeit vom Essen bestehen, sondern es gibt auch ein Sich-Enthalten

REFLEXIONEN AUF DAS FASTEN

vom Fernsehen, Zeitungslesen, vom Radiohören, Rauchen, Kaffeetrinken usw. Dies sind zum Teil eingefahrene Gewohnheiten, die uns von anderen, für uns im Augenblick viel wichtigeren Dingen abzuhalten versuchen. Man lernt sich auch dabei etwas näher kennen.

Eine Heilung setzt natürlich auch eine rechte Zeit an einem rechten Ort voraus, möglichst noch in der rechten Gemeinschaft mit den hoffentlich rechten Therapeuten. Paßt dies alles zusammen, dann können wir »heil« werden, wie Hildegard sagt.

Kirchenvater Basilius äußerte vor über 1000 Jahren über das Fasten:

»Wie durch ein enges Tor kommt man durch Beten und Fasten in einen weiten Raum!«

Durch Fasten kommt es zur Einigung des Körpers und der Seele, zur Klärung der Gedanken. Man fühlt sich klar, lebendig, offen und entdeckt Eigenschaften, die man vorher nicht an sich gekannt hat. Man verändert sich menschlich, wird offener gegenüber Glaubensfragen. Der Glaube wird vertieft, der Körper entschlackt, und man fühlt sich dadurch körperlich und geistig sehr viel wohler.

Andere sprechen dagegen von »Wüstenerfahrungen« – einer gewissen melancholischen Stimmung am Anfang des Fastens. Später tritt eventuell aber auch eine Hochstimmung ein, weil man sich sagt: »Was bin ich für ein toller Kerl, daß ich das schaffe, ohne einmal zu ›sündigen‹; ich bin jetzt schon eine volle Woche ohne feste Nahrung und bin richtig stolz auf mich!«

Diese oder ähnliche Gedanken kommen einem schon einmal beim Fasten. Sie dürfen nur nicht überheblich machen.

REFLEXIONEN AUF DAS FASTEN

Man ist während des Fastens allein mit sich, auch mit den dunklen Seiten seines Lebens, und man wird durch das Fasten mit diesen dunklen Seiten seines Lebens oftmals konfrontiert.

Wichtig dabei ist, daß die »Mahlzeiten« pünktlich eingenommen werden! Daß man einen Rhythmus hat, in dem alles abläuft. Wichtig auch, daß man sich körperlich beschäftigt, wenn auch nicht überarbeitet. Man sollte allerdings dem natürlichen Ruhebedürfnis des Körpers nachgeben. Wenn er Schlaf fordert, dann sollten wir ihm diesen nicht vorenthalten.

Medikamente (z. B. bei Rheuma) können durch das Fasten bei gleichem Wirkungsgrad um 30 % reduziert werden. Starke Medikamente wirken sehr viel besser, weshalb man während des Fastens damit sparsamer umgehen sollte. Wenn man dann noch bei zunehmendem Mond fastet, wirken sie nochmals besser, so daß oft die Hälfte der sonstigen Dosis ausreicht. Das sollte aber unbedingt mit dem Fastenleiter, einem Arzt oder Heilpraktiker, besprochen werden.

Man wird körperlich leistungsfähiger und wirft auch seelischen Ballast ab, nicht nur Pfunde oder Kilos. Körperliche Betätigung, z. B. regelmäßige Wanderungen oder die tägliche Arbeit, werden zeitweise als sehr angenehm empfunden.

Kirchenvater Basilius sagte: *»Fasten gibt Frohsinn«,* und weiter meinte er auch:

»Wie ein vorausgehender Hunger das Mahl wohlschmeckend macht, so würzt auch das Fasten den Genuß des Lebens und der Speise, besonders, wenn man wieder essen und tanzen darf!«

In der Kirche der Altväter erwartete man vom Fasten

REFLEXIONEN AUF DAS FASTEN

Heilung bei entzündlichen Krankheiten, speziell Katarrhen der Luftwege, aber auch bei rheumatischen Erkrankungen und psychischen Belastungen, die sich durch Alpträume bemerkbar machen.

Fasten soll den Menschen an Leib und Seele heilen. Durch das Fasten sollte man zu einer Reinigung des Geistes, zu innerer Zufriedenheit, Freiheit und Glück gelangen, das heißt, daß man durch Fasten sich selbst besser verwirklichen kann.

Cassian, einer der Mönchsväter, meinte:

»Wenn der Leib fett wird, wird auch die Seele fett und stumpf. Das viele Essen mindert die geistige Wachheit des Menschen. Leibliche und seelische Gesundheit bilden eine Einheit.«

Damit sagt er eigentlich nichts anderes als unsere heutigen, modernen Psychologen.

Anastasius, auch ein Mönchsvater auf dem Sinai, bemerkte dazu:

»Siehe da, was das Fasten bewirkt. Es heilt die Krankheiten, trocknet die überschüssigen Säfte im Körper aus, vertreibt die bösen Geister, verscheucht verkehrte Gedanken, gibt dem Geist größere Klarheit, macht das Herz rein, heiligt den Leib und führt schließlich den Menschen vor den Thron Gottes ... Eine große Kraft ist das Fasten und verschafft große Erfolge.«

Im Griechischen heißt *»barmherzig sein« »sich in den Eingeweiden ergreifen lassen«.* Die Eingeweide sind *»der Ort, an dem unsere innersten und stärksten Gefühlsregungen ihren Sitz haben«.* Deshalb auch die psychosomatischen Erkrankungen. Je tiefer sie im Verdauungstrakt nach un-

REFLEXIONEN AUF DAS FASTEN

ten gehen, desto schwerer sind die psychischen Belastungen und desto länger dauern sie an. Beim Heilungsprozeß verläuft dies dann im Gegenweg. Es zieht vom Dickdarm zum Dünndarm, über den Zwölffingerdarm zum Magen. Beim Fasten wird diese tiefe psychologische Wirkung genau entgegengesetzt aufgerollt. Deshalb ist gerade bei Erkrankungen im Verdauungstrakt das Fasten von größter Wichtigkeit.

Essen macht schlaff und schläfrig, im Fasten wird man wach und offen für das Geistige, offen für Gott und durchlässig für Gottes Geist. Im Fasten erkennt der Mensch seine Geschöpflichkeit, den Spalt des Nichts, der in seiner Existenz klafft, und er betet zu Gott als seinem Schöpfer.

Das Fasten hat eine zutiefst positive Funktion. Es will uns das Essen und Trinken nicht mißgönnen, sondern vergeistigen. Durch das Fasten strebt die Seele danach, sich von den Fesseln des Sinnlichen zu befreien, um dadurch eine Reinigung, Verähnlichung und Vereinigung mit dem Göttlichen zu erreichen. Die Sinne werden geschärft. Das läßt sich am deutlichsten am Auge ablesen. Die Augen werden wacher, leuchtender, lebendiger und scheinen mehr und intensiver zu sehen.

Wer zu fasten beginnt, der erfährt zunächst die Gebrochenheit seiner Existenz, er spürt die Beschwerden, das Hungergefühl, vielleicht Kopfweh und Schwäche. Doch wer sich von diesen Erfahrungen nicht abschrecken läßt, kann mit der Zeit immer mehr die beglückende Seite des Fastens und das Gefühl erleben, daß das Fasten ihn befreit von der Herrschaft der Begierden, daß es ihn geistiger und wacher macht und daß es ihn für die Wirklichkeit Gottes öffnet.

Zu Beginn des Fastens erleben viele zuerst eine depressive Phase, dann aber eine Umkehr, die so stark sein kann,

REFLEXIONEN AUF DAS FASTEN

daß man sich selbst sogar überschätzt. Deshalb ist auch ein Fastenleiter notwendig, der führt und leitet, der einem aber auch einmal den Kopf zurechtsetzt, damit man sich nicht zu sehr überschätzt und sich dadurch schädigt.

C. G. Jung betrachtet das Fasten als einen Zugang zum Unbewußten. Dies ist natürlich nicht ganz ohne Gefahren für den Faster, vor allem, weil er sich ja auch überschätzen kann. Das Unbewußte, dem man sich beim Fasten öffnet, kann einen überschwemmen. Die Sensibilisierung, die Schärfung der Sinne, das Wacherwerden ist allerdings nicht mit einem Erleuchtungserlebnis zu verwechseln.

Richtig und gesund fastet nur, wer es ohne Angst tut. Wer aus Angst fastet, etwas Schädliches essen zu können, dem nützt es gar nichts, für den wird es zu einem Zwang. In einem einigermaßen gesunden Körper sind immer genügend Abwehrstoffe gegen etwaige Gifte in den Nahrungsmitteln vorhanden. Nur so konnte der Mensch die Jahrtausende überstehen.

Das 40tägige Fasten in der alten Kirche wurde so durchgeführt, daß man erst nach 15 Uhr die erste Mahlzeit zu sich nahm und an Werktagen auf Fleisch und Wein ganz verzichtete. Man war damals auch der Meinung, daß eine längere Periode des Fleischverzichts den Körper entschlacke. Die moderne Medizin bestätigt dies voll und ganz.

Man kann auch gut und viel arbeiten, wenn man ein oder zwei Tage lang voll fastet. Bei längeren Fastenzeiten sollte man aber mit der Arbeit etwas langsamer treten.

Das Fasten sollte auch als Mittel zur persönlichen Askese erlebt werden. Diese ist keine Selbstbestrafung, sondern vielmehr ein Training, mit dem man seine Freiheit

REFLEXIONEN AUF DAS FASTEN

einüben kann. Man stößt damit immer wieder an die eigenen Grenzen und lernt, besser damit umzugehen. Man darf nicht gegen sich wüten, sondern man lernt, auf die eigenen Bedürfnisse zu hören.

Ein großer Fehler ist, daß man unbedingt ein Ziel erreichen möchte, sogar möglichst rasch, ohne sich immer ganz bewußt zu sein, von welchem Punkt aus man startet. Und der nächste Fehler ist dann der, daß man sich selbst als Versager sieht, wenn man dieses (zu hoch gesteckte) Ziel nicht erreicht. Hier sollte man immer daran denken, was die Bergsteiger sagen und auch die Zen-Leute: »*Der Weg ist das Ziel.*«

Wenn man das gesteckte Ziel (das man sich eigentlich gar nicht erst setzen sollte) nicht erreicht, sollte man dies positiv umwerten, indem man es als Chance ansieht, über sich selbst etwas mehr zu erfahren und dadurch auch zu lernen, ein Stück nachsichtiger gegenüber anderen zu sein. Fasten macht sensibler, gütiger und barmherziger. Man lernt, daß man abhängig von Essen und Trinken ist, aber auch, daß man mit mehr Ehrfurcht ißt und trinkt. Daß man das Essen nicht hineinschlingen, sondern langsam genießen und sich daran erfreuen soll. Es heißt ja »Mahlzeit« und nicht »Schlingzeit«!

Um auf meinen Leib oder, wie die heilige Hildegard sagt, auf meine Seele hören zu können, muß um mich herum erst einmal eine Atmosphäre des Schweigens geschaffen werden. In dieser Atmosphäre entdecke ich dann meinen Leib als den wichtigsten Partner auf meinem geistigen Weg.

Ein Problem beim Fasten sind auch die Gedanken, speziell am Anfang. Man ärgert sich eventuell leicht, ist schlechter Laune, reizbar und lustlos und hat Wünsche und Bedürfnisse, die man vorher gar nicht kannte. Man

REFLEXIONEN AUF DAS FASTEN

sieht dann oftmals vor seinem geistigen Auge leckeres Essen und riecht es förmlich. Dies alles sollte man nicht verdrängen, sondern aufarbeiten. Man sollte sich in diesen Fällen bewußt werden, daß man freiwillig fastet und nicht hungert. Man könnte zu jeder Zeit damit aufhören, aber man verschiebt es dann eben auf einen späteren Zeitpunkt und freut sich darauf.

Wer dies einmal mitgemacht hat, wird dann aber bestätigen, daß er sich diese Schlemmerwünsche eigentlich nur äußerst selten nach dem Fasten erfüllt, weil dann die einfachsten Sachen so köstlich schmecken, daß man auf ausgefallene Speisen eigentlich gar keinen Appetit mehr hat. Aber Koch- und Backrezepte austauschen, die man meist nie braucht, ist eine der beliebtesten Beschäftigungen während eines Fastenkurses.

Die Aufbaukost wird dann in vollen Zügen genossen. Ein »Habermus« zum Fastenbrechen oder ein Bratapfel mit Zimt wird als Delikatesse empfunden, beäugt, berochen und dann langsam genußvoll verzehrt. Im wahrsten Sinne des Wortes »*Mahlzeit*«.

Fasten verbindet die Menschen, die miteinander fasten, nicht nur für die Zeit des gemeinsamen Fastens. Fasten kann die Seele von Fesseln und Ballast befreien, und es kann ein neuer Anfang gemacht werden.

Hildegard von Bingen – die große Frau des Mittelalters

Leben und Wirken der heiligen Hildegard von Bingen sind insofern wichtig, als sie helfen, den tieferen Sinn des Fastens besser zu verstehen.

Wer war eigentlich diese Hildegard von Bingen?

Eduard Gronau, evangelischer Theologe und Verfasser einer fundierten Biographie über Hildegard von Bingen, schreibt in seinem gleichnamigen Buch:

»Wohl nie in der deutschen Geschichte fiel so viel Licht von oben auf einen Menschen wie bei Hildegard von Bingen. Sie gilt als größte deutsche Frau des Mittelalters. Sie war Gründerin und Äbtissin des berühmten Klosters Rupertsberg, diktierte in lateinischer Sprache bedeutende theologische Werke und eine Heilkunde, schuf Hymnen und musikalische Werke. Sie unternahm weite Reisen als Klostervisitatorin und wirkte durch ihren umfangreichen Briefwechsel als Beraterin der Großen in Kirche und Welt.

Dies alles vollbringt sie nicht als wissenschaftlich arbeitende Frau, sondern lebend in der reichen klösterlichen Tradition, getrieben vom Geist Gottes, erleuchtet von prophetischer Schau und deshalb von ihren Zeitgenossen ›prophetissa teutonica‹ oder auch ›Seherin vom Rhein‹ genannt. Die Kraft dazu ringt sie einem lebenslang kränkelnden Organismus ab.

DIE GROSSE FRAU DES MITTELALTERS

Am Eingang jener Epoche, in welcher der Mensch des christlichen Abendlandes eine Einigung mit Gott zu verwirklichen suchte, ist sie die Künderin der gottgewiesenen Wege zum Heil, zeigt sie die Gefährdung des Menschen und seiner Umwelt durch die Verführung des Bösen. Das Besondere dieser Verkündung ist die Offenheit für alles Große und Kleine, das Wissen um Weite und Grenze des Erkennens und die Einander-Zuordnung alles Geschaffenen in Gottes Welt. Dies macht all ihr Schreiben und Handeln so erstaunlich lebendig und wirklichkeitsnah.«

Mit diesen Worten Gronaus haben Sie schon eine sehr treffende und umfangreiche Beschreibung Hildegards bekommen, die ich jetzt noch etwas vertiefen möchte.

Hildegard war *keine* Ärztin, wie fälschlicherweise immer wieder in manchen Büchern geschrieben wird. Ihre Medizin war zum Zeitpunkt der Niederschrift noch *keine* Erfahrungs- oder Volksheilkunde, sondern *alles,* was sie niederschrieb bzw. diktierte – ob Theologie, Psychologie, Naturkunde oder Heilkunde, ob Musikstücke oder gar ganze Oratorien –, war göttliche Eingebung.

Ihr Wissen war nicht das einer Gelehrten. In einem Brief an Bernhard von Clairvaux schrieb sie darüber:

»Ich bin ja ein Mensch, der durch keinerlei Schulwissen über äußere Dinge unterwiesen wurde. Nur innen in meiner Seele bin ich unterwiesen!«

Sie war Äbtissin eines Benediktinerinnenklosters mit all den Sorgen und Nöten, die die Leitung eines so großen Komplexes mit sich bringt. Außerdem unternahm sie im deutschsprachigen Raum einige Missionsreisen, um die vom Verfall bedrohte Kirche der damaligen Zeit wieder zu festigen. Sie hatte eine umfangreiche Korrespondenz

DIE GROSSE FRAU DES MITTELALTERS

mit Päpsten, Kaisern, Königen und anderen hochgestellten Persönlichkeiten, u. a. auch mit Kaiser Friedrich Barbarossa. Sie las diesen Leuten zum Teil ganz gehörig die Leviten, ohne Rücksicht der Person. Als eine vom Papst, und damit von der ganzen damaligen Welt, anerkannte Prophetin hatte sie gewisse Freiheiten, die sie auch reichlich nutzte.

Über 300 ihrer Briefe sind in Originalen erhalten. Sie sind in einem »hildegard-typischen« Sprachstil verfaßt – Latein mit einigen deutschen Worten. Diesem Umstand ist es zu verdanken, daß Fachleute heute von den verschiedenen Abschriften ihrer Werke mit einiger Sicherheit unterscheiden können, was original auf Hildegard zurückzuführen und was später durch Abschreiber ergänzt und korrigiert worden ist.

Sie hat u. a. auch zwei Medizinbücher verfaßt, die heute die Grundlage der Hildegard-Heilkunde sind: die »Physica« und »Causae et Curae«.

Das zweite Medizinbuch »Causae et curae« – »Ursachen und Behandlungen der Krankheiten« – ist schon 1931/32 von Prof. Dr. Hugo Schulz, vielen sicher bekannt durch das Arndt-Schulzsche Gesetz, kurz vor seinem Tode übersetzt worden. Das Vorwort zu diesem Buch schrieb sein Freund Prof. Dr. Ferdinand Sauerbruch. Es haben sich also schon sehr namhafte Persönlichkeiten mit der heiligen Hildegard beschäftigt.

Aber nicht nur die Medizin findet Interesse an der heiligen Hildegard. Im Laufe der Jahrhunderte wurden ihre theologischen Werke immer wieder gesichtet und studiert, und man zog in Erwägung, sie zu einer Kirchenlehrerin zu erheben. Sie wäre dann, nach Theresa von Avila und Katharina von Siena, die dritte Frau, der diese Ehre widerfahren würde. Die Chancen dafür stehen al-

DIE GROSSE FRAU DES MITTELALTERS

lerdings schlecht, da sie nie offiziell heiliggesprochen wurde, sondern »nur« eine sogenannte Volksheilige war.

Ihr Wirken war so allumfassend und auf allen Gebieten so sehr ins Detail gehend, daß *ein* menschlicher Geist dies alles allein ohne Hilfe von oben gar nicht hätte bewältigen können. Sie schrieb ja u. a. von Dingen, die erst heute durch die Wissenschaft bewiesen werden konnten, und viele andere harren noch des wissenschaftlichen Beweises.

Geboren wurde Hildegard im Jahre 1098 in Bermersheim bei Alzey in Rheinhessen. Sie war das zehnte Kind des Herrn von Bermersheim, eines Landadligen des Hochstifts Speyer.

Als »Zehnt« war sie schon lange vor ihrer Geburt Gott geweiht und wurde mit acht Jahren der Klausnerin Jutta von Sponheim, einer Benediktinerin auf dem Disibodenberg, zur weiteren Erziehung und Ausbildung übergeben.

Im Jahre 1114 entschied sie sich dann endgültig fürs Klosterleben und wurde 1136, nach dem Tode der Jutta von Sponheim, einstimmig zur Äbtissin gewählt.

1141 erhielt sie von Gott die Weisung, alles, was sie vor ihrem geistigen Auge sah, niederzuschreiben.

Schon als Kind hatte sie die Gabe des Schauens und setzte damit ihre Umgebung in Erstaunen und Erschrecken.

Als hochbetagte Frau schreibt Hildegard später über ihre übersinnlichen Wahrnehmungen, sie sei sich ihrer menschlichen Unzulänglichkeit voll bewußt, doch ein innerer Drang zwinge sie, dies alles niederzuschreiben. Wörtlich fährt sie fort:

»Ich sehe aber diese Dinge nicht mit den äußeren Augen und höre sie nicht mit den äußeren Ohren, auch nehme ich sie nicht mit den Gedanken meines Herzens wahr, noch durch

DIE GROSSE FRAU DES MITTELALTERS

irgendwelche Vermittlung meiner fünf Sinne. Ich sehe sie vielmehr einzig in meiner Seele, mit offenen leiblichen Augen, so daß ich dabei niemals die Bewußtlosigkeit einer Ekstase erleide, sondern wachend schaue ich dies, bei Tag und bei Nacht!«

Damit ist mit aller Deutlichkeit zum Ausdruck gebracht, daß Hildegard *nicht* etwa im Zustand eines herabgedämpften Bewußtseins ihre Visionen empfing, sondern daß die Wachheit ihres Alltagsbewußtseins eher noch gesteigert war.

Und das Besondere daran erscheint ihr:

»Ich sehe, höre und weiß gleichzeitig, und wie in einem Augenblick erlerne ich das, was ich weiß ... Ich werde in der Schau nicht gelehrt, wie die Philosophen zu schreiben. Die Worte dieser Schau klingen nicht wie die aus Menschenmund, sondern sie sind wie eine blitzende Flamme und wie eine in reinem Äther sich bewegende Wolke.«

Somit können und müssen wir annehmen, daß das, was Hildegard in ihrem Leben geschrieben bzw. diktiert hat, göttliche Eingebung war, nicht ihre, nicht menschliche Erfahrung.

Hildegard-Heilkunde ist bisher nur zu einem *Teil* Erfahrungsheilkunde. Den Rest müssen wir ihr zunächst einmal glauben und durch die *richtige* Anwendung dann selbst unsere Erfahrung sammeln, in Arbeitsgruppen vergleichen und diese Erfahrungen miteinander austauschen.

Zur *richtigen* Anwendung gleich noch eine Bemerkung: Je präziser wir uns an diese Anordnungen von Hildegard halten, desto *besser* wirken sie. Es kommt oft auf winzigste Kleinigkeiten an. Auch der Vater der Homöopathie,

DIE GROSSE FRAU DES MITTELALTERS

Samuel Hahnemann, sagte einst zu seinen Anhängern: »*Macht es nach, aber macht es richtig nach!*« Dieser Satz ist ohne Abstriche auch für die Hildegard-Heilkunde anwendbar.

In München sagte einmal Dr. Gennerwein, Arzt und Theologe, daß jede Krankheit eine Umarmung Gottes sei, auch wenn sie – diese Umarmung – nicht immer als sehr angenehm empfunden werde.

Hildegard von Bingen ist, wenn man das so ausdrücken darf, sehr oft und sehr intensiv von Gott umarmt worden. Sie wehrte sich nämlich anfangs dagegen, den göttlichen Befehl, alles, was sie vor ihrem inneren Auge sah, niederzuschreiben und auszuführen. Und sie war solange sehr krank, solange sie sich dagegen wehrte. In *dem* Augenblick aber, als sie anfing, vom Krankenlager aus zu diktieren – und es sprudelte nur so aus ihr heraus –, wurde sie fast schlagartig gesund. Sie wurde nur immer wieder dann krank, wenn sie sich gegen ihre innere Stimme aufbäumte und nicht alles aufschreiben lassen wollte, weil sie sich nicht für würdig genug erachtete.

Wir würden dies heute als psychosomatische Erkrankungen bezeichnen.

Als sie dann aber erst einmal 1141 mit ihrem ersten Buch »Scivias«, einem theologischen Werk, anfing, kam soviel aus ihr heraus, daß ihr Beichtvater und Sekretär, der Mönch Volmar, alle Mühe hatte, mit der Reinschrift der Texte nachzukommen.

1147/48 fand dann die Synode von Trier statt. Papst Eugen III. schickte extra eine Kommission ins Kloster, um die Sehergaben Hildegards einer strengen Prüfung zu unterziehen. Sie fanden sie in Ordnung, berichteten ihm davon und brachten ihm auch Abschriften der noch unfertigen »Scivias« – »Wisse die Wege«. Er war davon so begeistert, daß er selbst der Synode daraus vorlas.

DIE GROSSE FRAU DES MITTELALTERS

Damit hatte sie den Durchbruch auch auf dieser Welt erreicht und war somit eine anerkannte Prophetin.

Mit dieser Rückenstärkung schrieb sie dann den großen Persönlichkeiten der damaligen Welt ihre berühmt gewordenen Briefe.

Hildegard von Bingen hatte mehrere Offenbarungsperioden:

1141–51 die erste mit dem schon erwähnten Buch »Scivias«, eine mehr theologische Phase.

1151–58 schrieb sie ihre Naturkunde und ihre Heilkunde.

1158–63 schrieb sie in der dritten Phase mehr Psychologisches,

1173–78 Theologisch-Psychologisches.

1179, kurz vor ihrem Tod, verfaßte sie noch eine kleine Autobiographie. Dies ist das einzige Werk, das sie nicht visionär empfing.

Dazwischen hat sie noch ca. 70 geistliche Lieder getextet und komponiert, wie wir heute sagen würden, und ein ganzes Oratorium dazu.

Diese Einteilung der Offenbarungsperioden ist natürlich nicht so streng zu sehen. Es gibt *kein* Werk Hildegards ohne Theologie und keines ohne Medizin. Für sie ist alles eins, und das eine greift nahtlos ins andere über. Ihre Missionsreisen von 1158 bis 1171, die sie bis nach Bamberg und Augsburg führten und auch über Köln bis in die heutigen Niederlande, unternahm sie meist zu Fuß, im Ochsenkarren und zeitweise auch per Schiff. Sie

DIE GROSSE FRAU DES MITTELALTERS

war zu Beginn ihrer Reisen immerhin schon 60 Jahre alt, ein für damalige Verhältnisse enorm hohes Alter.

In all ihren Schaffensphasen stellt sie Gott in den Mittelpunkt und den Menschen, als sein höchstes Geschöpf, in Bezug zu Gott.

Hildegard lehrt uns, immer das *Ganze* zu schauen, immer den ganzen Menschen in seiner Einheit von Körper, Seele und Geist. Wir dürfen uns nicht zu sehr im Detail, im Analytischen verlieren. Man darf vor lauter einzelnen Laborwerten eben nicht vergessen, daß man immer einen *ganzen* Menschen vor sich hat.

Hildegard sagt, daß Gott sich in uns, seinen Geschöpfen, ausdrückt und daß wir demzufolge für diesen uns anvertrauten Körper auch eine Verantwortung haben.

In diesem Sinne meint sie auch, daß die Medizin *nicht* dazu da sei, Leben zu verlängern, sondern dazu, das Leben lebenswerter und damit offener für Gott zu machen.

Dadurch gibt sie der Heilkunde einen besonderen Stellenwert in ihrer Mystik. Sie sagt, ähnlich wie im Yoga, daß man in einem gesunden Körper offener für Gott sei.

Im Yoga ist ja auch das Hatha-Yoga zur Gesundung des menschlichen Körpers da, als Vorbereitung für das spätere, geistige Yoga, das in den verschiedenen Stufen des Yoga sehr viel höher steht.

Wir finden also hier erstaunliche Parallelen speziell zum östlichen Denken – und das im »tiefsten Mittelalter«, wie diese Zeit bei uns genannt wird, noch lange *vor* den großen Mystikern und Denkern des Mittelalters. Hildegard starb ja schon im Jahre 1179.

Damit wird der alte lateinische Ausspruch wieder zur Geltung gebracht, nach dem ein gesunder Geist in einem gesunden Körper wohnt, auch wenn dieser Aus-

DIE GROSSE FRAU DES MITTELALTERS

spruch bei uns durch das Dritte Reich einen etwas bitteren Nachgeschmack bekommen hat.

Hildegard drückt also ganz klar aus, daß die Heilkunde ein Werkzeug für die geistige Reifung des Menschen und für die Mystik ist.

Krankheit ist für Hildegard ein *Mangel an Sein. Heilung* und *Heil* sind immer aufeinander bezogen. Wer *Heilung* braucht, der ist des letzten Ziels des Menschen, eben des *Heils*, in gleichem Maße bedürftig.

Sie beläßt es aber nicht in religiöser Sinndeutung und seelsorgerischem Zuspruch, sondern geht auf ganz konkrete Krankheitsbilder ein und gibt gezielte, therapeutische Hinweise. Allein 213 Pflanzen hat Hildegard eingehend beschrieben und als Therapeutica eingesetzt. Sie greift aber dabei *nicht* auf die Tradition der damaligen Zeit zurück, sondern führt zum Teil erstaunliche Neuerungen, auch völlig neue Indikationen, die weder damals noch heute bekannt waren und sind, ein.

Das umfassendste Charakteristikum ihrer Lebensarbeit ist für Hildegard der Blick aufs Ganze, die Schau der Universalität, wobei die Heilkunde eben ein Teilstück des Ganzen darstellt, ein aus ihrer Sicht heraus nicht sehr großer, aber trotzdem ein sehr wichtiger Teil des Ganzen. Deshalb kann man nicht Hildegard-Heilkunde betreiben, ohne sich nicht auch mit dem Geist ihrer anderen Schriften zu beschäftigen. Gerade sie öffnen den Blick für das Medizinische.

Sie sagt auch oft von manchen Heilmitteln: »... *es hilft, wenn Gott will, daß es hilft!*«

Wenn Sie allerdings sagt: »... *es heilt!*«, dann kann man sich darauf verlassen, daß es heilt, vorausgesetzt, man wendet es *genauso an*, wie sie es vorschreibt.

Sie gibt auch Therapien gegen Gallensteine an, sagt aber

auch sinngemäß: »*Ein Gallenstein ist ein gutes Ding, er erzieht den Menschen zum richtigen Essen und Trinken!*«

Sie ist also Gründerin eines völlig neuen Zweiges der Naturheilkunde, es ist im Augenblick noch ein kleines, zartes Pflänzchen, das gut gepflegt werden muß, aber – und davon bin ich überzeugt – in einigen Jahren wird dieses Pflänzchen eine sehr starke Pflanze sein, die alle Arzneimittelgesetze und -verbote überstehen wird.

Sie schrieb, auch wieder sinngemäß, daß *alles* auf dieser Welt Schwingung sei und daß die verschiedenen Schwingungen auf den menschlichen Körper verschiedenartige Wirkungen ausüben. Man müsse nur durch ein geeignetes Medium diese Schwingung auf den Körper übertragen.

Ein Beispiel dazu:

»*Und wenn jemandem Blut aus der Nase fließt, dann wärme Wein, und in den gewärmten Wein lege den Karneol* (einen Halbedelstein also). *Und so gib jenem zu trinken, und das Blut wird aufhören zu fließen.*«

Und es hörte schlagartig auf! Ausprobiert habe ich dies an einer Patientin, bei der sonst nichts half und die schon alles gegen ihr Nasenbluten gemacht hatte bzw. hatte machen lassen, auch eine Verätzung der kleinen Äderchen in der Nase. Sie trinkt seither immer wieder einmal prophylaktisch ein Gläschen Karneolwein und hat keinerlei Beschwerden mehr.

Dies war der erste Fall in meiner Praxis vor über zehn Jahren, weitere folgten, nicht nur in meiner Praxis, sondern auch bei Kolleginnen und Kollegen im Arbeitskreis für Hildegard-Heilkunde, immer mit demselben Ergebnis. Damit ist erwiesen, daß es sich beim ersten Fall nicht um einen Zufall handelte.

DIE GROSSE FRAU DES MITTELALTERS

Hildegard geht immer an die Wurzel des Übels und behandelt nicht das Symptom. Und das nicht nur in der Heilkunde, sondern auch in allen anderen Dingen, wie man in ihren Büchern lesen kann. Man muß sich in dieses Buch und ihre anderen Werke allerdings richtig hineinlesen und alles im Zusammenhang betrachten. Ihre Sprache ist für uns nicht immer leicht zu verstehen. Sie wirft allerdings auch einiges, was wir bisher für gut hielten, total über den Haufen.

Nach Meinung Hildegards ist der rechte Behandler *der*, der die Praxis mit menschlicher Zuwendung ausübt, die er aber erst einmal selbst an sich erfahren haben muß. Und nur insoweit er diese Zuwendung und Barmherzigkeit empfing, ist er auch in der Lage, dies an seine Patienten weiterzureichen.

In der chinesischen Medizin klingt es ähnlich, wenn auch mit ganz anderen Worten ausgedrückt: Der Mensch kann nur dann richtig handeln und *be*handeln und auch nur richtig behandelt werden, wenn er im Einklang mit der Natur steht.

Man muß meiner Meinung nach bei Hildegard klar unterscheiden zwischen heute anwendbaren und heute nicht anwendbaren Mitteln. *Nicht* anwendbar sind Mittel, die auf Ablehnung stoßen, weil Zusätze gebraucht werden, die aus ethischen oder naturschützerischen Gründen in der heutigen Zeit einfach nicht tragbar sind. Dies sind z. B. das Menstruationsblut einer Frau, Teile von Singvögeln oder auch ganze Vögel. Dies stößt mit Sicherheit bei vielen auf völlige Ablehnung und Unverständnis – auch bei mir! Wenn wir auf diesen Dingen beharren würden, würden wir der Hildegard-Heilkunde einen sehr schlechten Dienst erweisen.

Aber die Hildegard-Literatur weist so viele Rezepte auf, daß wir nicht unbedingt auf solche Mittel zurückgreifen

DIE GROSSE FRAU DES MITTELALTERS

müssen. Wir haben die Wahl und können meist ausweichen. Es bleibt genug übrig, um damit *richtig* und *zeitgerecht* therapieren zu können. Nur muß man sich eben *ganz genau* an die Anordnungen halten, die Hildegard gibt.

Richtige Hildegard-Heilkunde besteht, neben der psychischen Betreuung, die ja in der Naturheilpraxis eine Selbstverständlichkeit sein sollte, aus drei tragenden Säulen:

1. Die Umstellung der gesamten Ernährung, speziell natürlich auf Dinkel-Kost.
2. Die Generalreinigung des Körpers durch Ausleitungsverfahren, speziell dem hildegardischen Aderlaß zum richtigen Zeitpunkt und in der richtigen Weise, und natürlich gehört hier auch das Fasten dazu, sowie
3. die Hildegard-Heilmittel.

Die Ernährung und auch die Heilkunde fangen bei Hildegard mit Dinkel an. Man sagt ja auch: *»Der Mensch ist, was er ißt!«* und ich möchte ergänzen – meist zu viel. Deshalb ist eines der Leitworte dieses Büchleins und auch der ganzen Hildegard-Heilkunde die »discretio«, das rechte Maß.

Der große Arzt Paracelsus sagt dies mit etwas anderen Worten:

»All Thing seyn Gift, nur die Dosis macht's, ob Thing nicht Gift seyn!«

Anamneseblatt

Dieses Blatt kann beliebig ergänzt und erweitert werden, da es auf keinen Fall vollständig sein kann. Es reißt nur die wichtigsten Themen etwas an. Jeder, der fastet, sollte aber mit seinem Fastenleiter oder auch mit sich selbst, wenn er es alleine macht, eine Art »Check« durchführen.

Bestehen irgendwelche Allergien?
Allergie-Paß vorhanden?
Unverträglichkeiten beim Essen und Trinken mit Reaktionen

> an der Haut,
> im Magen-Darm-Bereich,
> im Atemwegs-Bereich?

Ist zu Beginn des Fastens ein Krankheitsgefühl vorhanden?
Wenn ja, seit wann?

ANAMNESEBLATT

Bestehen irgendwelche direkten Beschwerden?

Herzbeschwerden   Stechen   Stolpern
Unregelmäßig-   Herz-
keiten   rasen

Puls ...   Blutdruck rechts ...   Blutdruck links ...

Körpergröße ..... cm;   Gewicht ..... kg;

Mindest-Soll-Flüssigkeitszufuhr pro Tag ..... Liter
(35 ml x kg Körpergewicht des Fasters)

Stuhlgang   täglich oder alle ... Tage
               hart – mittel – weich
               dunkel – mittelbraun – hell – lehmfarben

Operationen nein/ja   welche und wann
            Tonsillen   Blinddarm   Gallenblase
            Unterleib   Magen

Nasen/Nebenhöhlen

Sonstige

Wirbelsäulen-Beschwerden im LWS-, BWS-, HWS-Be-
reich

Diabetes   nein/ja   seit ... wie hoch .....
               Injektionen ..... Einheiten .....
               Medikamente .....

Schlaf-   nein/ja   seit ...
störungen   Ein-Durch-Schlafstörungen .....
               Erwachen regelmäßig um .... Uhr

ANAMNESEBLATT

Bei Frauen	Menstruationsbeschwerden, wenn ja, welche?
Kopf-schmerzen	nein/ja seit ...
Wo?	Hinterkopf aufsteigend, zu den Augen ziehend Schläfen beide – rechts – links – abwechselnd vor – während – nach Periode
Atembe-schwerden	bei Belastung bei Wetterwechsel
Raucher	nein/ja seit ... Zigaretten, Zigarren, Zigarillos, Pfeife

Gab es schon einmal:

Alkohol-Probleme	nein/ja	seit ...
Drogen-Probleme	nein/ja	seit ...
Psychische Erkrankungen	nein/ja	seit ...
Krebs-Erkrankungen	nein/ja	seit ...
TBC	nein/ja	seit ... wann gehabt?

Welche Medikamente werden wogegen eingenommen?

Quellennachweis

Hildegard von Bingen: Heilmittel
(Übersetzung Dr. Portmann)
Ursachen und Behandlungen der Krankheiten
(Übersetzung Prof. Dr. Schulz)

Hertzka: Kleine Hildegard-Apotheke
So heilt Gott
Das Wunder der Hildegard-Medizin

Hertzka/Strehlow: Große Hildegard-Apotheke

Küchengeheimnisse der Hildegard-Medizin

Allendy René: La Médicine et les agents impondérables

P. Anselm Grün, OSB: Fasten

Buchinger: Heilfasten

DRK: Handbuch Pflegehilfsdienste

Gronau: Hildegard von Bingen

Kaiser: Das Große Kneipp-Hausbuch

Kühnemann: Geheimnisse der Kloster-Medizin

Krauß: Physiotherapie zu Hause

Madaus: Lehrbuch der biologischen Heilmittel

Reckeweg: Homotoxikologie

QUELLENNACHWEIS

Die verschiedenen Zeitschriften der drei Hildegard-Vereine:

1. »Hildegard-Heilkunde«, Mitteilungsblatt des »Förderkreises Hildegard von Bingen e.V.«, Konstanz
2. »Hildegard-Zeitschrift«, Mitteilungsblatt der »Internationalen Gesellschaft Hildegard von Bingen«, CH-6390 Engelberg
3. »St. Hildegard Kurier«, Mitteilungsblatt des »Bundes der Freunde Hildegard e. V.«, A-5084 Grossmain bei Salzburg

Vorträge von Dr. Gennerwein, Dr. Gottfried Hertzka, Sr. Rosemarie Müller, Dr. Wighard Strehlow, P. Willigis Jäger OSB, Prof. Dr. Mommsen, Prof. Dr. Weuffen u.v.a.m.

Eigene Erfahrungen in der Praxis, Erfahrungen mit eigenem Fasten und mit anderen Fastern, die allein oder in der Gruppe mit Anleitung und Betreuung gefastet haben.

Stichwortregister

Abführen 47 ff., 58
Abführmittel 54, 58 f.
Abführtag 34
Ablagerungen 63
Abnehmen 26, 44 f., 65 f.
Abstinenz 28 f., 40
Ajurveda-Medizin 22, 49 f.
Alkohol 29, 38, 70, 113
Allergien 72, 87, 123 f., 156
Andorn 107 f.
Antibiotika 59
Apfel 34 f., 38, 49, 115, 118 ff.
Aufbaukost 56
Aufbautag 38 ff., 118, 120
Ausleitungskeks 36
Ausscheidungen 62
Abwaschungen 77
Abwehr 86
Altersgrenze 19 f.

Bertram 72, 84, 91, 101 f., 115, 120
Bibernell 111
Bienenhonig 113
Bier 63
Blausäure 94 ff.
Blutdruck 28, 73
Blutzucker 27 f., 50, 110, 134
Bohnenkaffee 39, 100
Bratapfel 38, 119 f., 143

Brennessel 104
Bürste 33
Bakterien 59
Ballaststoffe 86
Bauchschmerzen 54
Brot 66, 104, 110

Chiropraktik 76
Cholesterin-Stoffwechsel 94
Chronische Erkrankungen 67

Darmflora 55, 59
Darmgymnastik 47, 53 ff., 75
Darmperistaltik 47, 51
Darmschleimhaut 58 f.
Darmspülungen 37
Darmträgheit 36, 47
Depressionen 105
Diabetiker 92, 94
Dill 107
Dinkel 34, 50, 84 ff., 91 f., 115, 133
Dinkel-Fastensuppe 73
Dinkel-Gemüse-Brühe 35, 134
Dinkelbrot 120 f.
Dinkelbrühe 37, 91
Dinkelgrießsuppe 25
Dinkelkaffee 21, 36, 49, 89 f., 124
Dinkelsuppe 37 f.

STICHWORTREGISTER

Diptam 105 ff.
Durchblutung 86, 106
Druckpunktbehandlung 51

Einlauf 49, 55, 57 f., 133
Eintägiges Fasten 41
Eiweiß 33, 86 f., 92
Entgiftung 23, 78
Entkrampfung 71, 86
Entlastungstage 33 f.
Entschlackung 40
Epilepsie 98, 131
Erdbeeren 123
Erkältungskrankheiten 112
Erstverschlimmerung 68
Erbrechen 29

Fastenbrechen 118, 120, 143
Fastenkrise 30
Fastensuppe 20 f., 23, 35 f.,
    49, 70, 72, 83 f., 93, 118,
    120, 133
Fenchel 104 ff.
Fenchelmischpulver 106
Fencheltabletten 70
Fencheltee 21, 25, 34 f., 42,
    49, 70, 91 f., 124, 134
Fett 46
Fleisch 39, 46, 141
Flohsamen 37, 47, 56, 115,
    121, 133
Flüssigkeitsdefizit 63 f.
Flüssigkeitshaushalt 21, 60
Fußbad 27, 77, 79 f.

Galgant 23, 84, 97 ff., 105 ff.,
    115, 120
Galgant-Honig 98 f.
Galgant-Tabletten 23, 30 f.,
    97 ff.
Galle 23, 78, 98
Gemüse 34

Gemüsesäfte 21 f.
Gewürz 12, 84, 112
Giftausschwemmung 27
Glaubersalz 34, 48, 133
Gofio 90
Gruppenfasten 24
Gürtelrose 99
Gewicht 64, 73
Grünkern 87

Habermus 39, 115, 121, 143
Habichtskraut 105 ff.
Hagebuttentee 49
Halsschmerzen 100
Hämorrhoiden 64
Hautkrankheiten 103
Heidelbeeren 124
Herzwein 27 f., 30 f., 35, 39,
    48, 64, 70, 73, 75, 112 ff.,
    134
Hochstimmung 69, 137
Holländische Fastenkur mit
    Dinkel 91
Homotoxine 30
Hungergefühl 45, 134, 140
Husten 107
Hypertonie 39, 73, 114
Hypotonie 39, 73, 114

Immunsystem 95
Ingwer 48
Ingwer-Ausleitungskekse 35,
    37, 47 f., 50, 55, 75, 133
Irrigator 33, 35, 37, 49, 55,
    57 f., 133

Karneol 153
Käse 39, 111, 120
Kernotto 88 f.
Klistier 33, 35, 37, 48, 55, 57,
    133

STICHWORTREGISTER

Kopfschmerzen 27, 31, 73, 78 f., 108
Körpersprache 20
Kräutertee 36 f., 63
Kreislauf 23, 26, 31, 34, 36, 61, 66, 76, 93
Kreislaufstörungen 27, 31, 66, 114
Küchengifte 123 f.
Kümmel 110 f.
Konservierungsstoffe 96
Krankheitsherde 73

L-Tryptophan 87, 94
Lauch 124
Lebensmittel 12, 119
Leber 16, 59, 108, 116
Leberauflage 23
Leberwickel 37, 78, 83
Liebstöckel 104, 109
Lunge 108, 116

Magenleiden 104
Majoran 107 f.
Mandeln 73
Medikamente 29, 33, 40, 63, 72, 79 f., 131 f., 138
Meditation 15, 32 f.
Melancholie 104, 106
Mineralwasser 21, 49
Mond 40, 126 ff., 138
Müdigkeit 116
Mutterkümmelpulver 39, 110 f., 120 f.

Nacken-Schulter-Beschwerden 85
Nebenhöhlen 73, 86, 102
Nierenschwäche 114
Nikotin 39
Nebenwirkungen 63
Nitro-Präparate 97

Obstsäfte 21 f.
Ödeme 114

Pektin 118
Petersilie 113
Pfeffer 111
Pflaumen 124
Porree 124
Purgieren 47 f.
Purgierkekse 48, 50

Quendel 84, 91, 102 f., 120

Reaktionskopfschmerzen 70
Reflexzonen 77 f.
Reinigung 25, 43, 73, 102, 139 f.
Rückenschmerzen 99 f.
Rheumatiker 22, 31

Salbei 107 ff.
Salz 116 f.
Schlackenstoffe 22, 30, 68
Schlaf 69, 72
Schlaflosigkeit 114
Schlafstörungen 34, 77, 79
Schleim 58 f., 101
Schleimhaut 76 f., 93
Schleimhaut-Regie 75 f.
Schnupfen 72, 102
Schwäche 31, 69, 97, 140
Schwangerschaft 19, 114, 127
Schwarztee 39, 92
Schwindel 31
Seele 39, 72, 74, 137, 139 f., 142, 145, 151
Sehkraft 106
Sellerie 117 f.
Shiatsu-Punkt 36, 47, 51, 55, 75
Siedesalz 116
Sitzen, meditatives 36 f.

163

STICHWORTREGISTER

Spelzen 85
Stoffwechselstörungen 50
Stuhlgang 57, 64 f.
Subtilität 123
Süßholz 50, 109
Semmelmehl 50, 89, 103, 111
Schwellungen 69
Schweiß 104, 106

Tagesfahrplan 20, 22
Tanzen 23, 37, 135
Tee 37
Thiocyanat 94 ff.
Träume 74
Trockenbürsten 33, 36, 73, 75, 78

Übelkeit 73
Urin 69
Urinstinkte 28 f., 124
Übersäuerung 90
Untergewicht 73

Verdauung 60, 102, 104 ff., 121 f.

Verkrampfungen 100
Verstopfung 47, 53
Vitamin C 109, 119
Vitalkapazität 68

Wandern 37, 135, 138
Wärmflasche 33, 37, 78
Wasser, rohes 21 f., 49, 63
Wechselduschen 73, 75, 80 f.
Wein 153
Weinessig 113
Weißdorn-Präparat 64
Wolfsmilchsaft 50
Wechseljahre 69, 100
Wetterfühligkeit 114

Yoga 151
Ysop 109

Zähne 73
Zimt 34, 38, 92, 109, 115, 120
Zitwer 50
Zucker 92

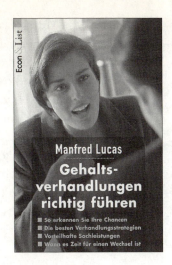

Manfred Lucas
Gehaltsverhandlungen richtig führen
176 Seiten
TB 21374-1
Originalausgabe

Dieses Buch ist Ihre praktische Hilfe für den heikelsten Punkt im Vorstellungs- und Beförderungsgespräch: »Und wie sehen Ihre Gehaltsvorstellungen aus?« Jeder kennt die unangenehme Situation, wenn man auf diese Frage nicht richtig antworten kann, wenn man sich unter Wert verkauft oder Summen nennt, die unrealistisch sind.

Den eigenen Marktwert einschätzen, die Verhandlungsposition klug aufbauen, Spielräume erkennen und den zukünftigen Chef richtig nehmen – der erfahrene Personaltrainer Manfred Lucas zeigt Ihnen, wie das geht. Damit Sie so viel bekommen, wie Sie verdienen.

Econ & List

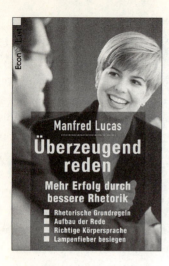

Manfred Lucas
Überzeugend reden
TB 21402-0
144 Seiten
Originalausgabe

Reden ist das Mittel, das wir am häufigsten zur Verständigung einsetzen – und doch beherrschen wir es oft nicht gut genug. Manfred Lucas zeigt Ihnen, wie Sie Ihre Botschaften so formulieren, daß sie auch richtig ankommen. Anhand von vielen Beispielen macht er deutlich, wie man eine schwungvolle Rede, einen interessanten Vortrag oder ein erfolgreiches Referat hält.

Aus dem Inhalt:

- Rhetorische Grundregeln
- Die Vorbereitung einer Rede
- Die Kunst der Anrede
- Lampenfieber bekämpfen
- Reagieren auf Zwischenrufe
- Vier Schritte der Überzeugungsarbeit
- Der wirksame Schluß
- So verbessern Sie Ihren Wortschatz